ΜΥΣΤΙΚΗ ΔΙΑΤΡΟΦΗ

ΣΙΑΣΙΟΣ ΕΜΜΑΝΟΥΗΛ

ΑΦΙΕΡΩΣΗ

Το βιβλίο αυτό το αφιερώνω σε όσους αγαπούν το σώμα τους!

ΠΕΡΙΕΧΟΜΕΝΑ

ΣΧΟΛΙΑ ΑΝΑΓΝΩΣΤΩΝ

Η αξιολόγηση του Συγγραφέα Κωνσταντίνου Σμιξιώτη, για την «Μυστική Διατροφή» :

Διάβασα πρόσφατα το έργο του Μανώλη Σιάσιο, "Μυστική διατροφή" κι αυθόρμητα έσπευσα να κάνω μια μικρή αξιολόγηση δεδομένης της ενασχόλησης μου με το χώρο των τροφίμων επί περίπου 25 συναπτά έτη. Εν ολίγοις πρόκειται για το πιο χρήσιμο κι ωφέλιμο εργαλείο που κυκλοφορεί τούτη τη στιγμή στην αγορά του βιβλίου. Απομυθοποιεί με απλό αλλά έξυπνο τρόπο όλες τις συνταγές αδυνατίσματος που ευρέως σερβίρονται παντού κι αποκαλύπτει τους πραγματικούς "ενόχους" της παχυσαρκίας που ως Δούρειοι ίπποι μπαίνουν στον οργανισμό μας και καταστρέφουν τη φυσική αρμονία του.

Θα διαπιστώσετε έκπληκτοι πως πολλά απ αυτά που θα διαβάσετε βρισκόταν τόσο καιρό κάτω απ τη μύτη σας καλυμμένα όμως έντεχνα απ τη παγκόσμια βιομηχανία τροφίμων που μέσω ενός ανελέητου βομβαρδισμού διαφημιστικών μηνυμάτων διαμόρφωσε ψεύτικες πεποιθήσεις και πειθήνιους καταναλωτές.

Θα μάθετε να ζείτε σε φυσική υγεία με ένα σώμα στις σωστές του αναλογίες δίχως να στερηθείτε καμία τροφή. Θα αποβάλλετε το άγχος του καθημερινού φαγητού απ το φόβο μήπως παχύνετε, αρκεί να γίνεται κοινωνοί των μυστικών που ο συγγραφέας απλόχερα αποκαλύπτει.

Το τίμημα του εν λόγω βιβλίου ωχριά μπροστά στην αξία του περιεχομένου και πραγματικά επιβάλλεται να το αποκτήσετε όσο ακόμη κυκλοφορεί ελεύθερο διότι αν μπει στο στόχαστρο της πλαστικής βιομηχανίας τροφίμων δε νομίζω να αντέξει για πολύ.

"Μυστική διατροφή" του Μανώλη Σιάσιου, το υπ αριθμόν ένα μυστικό όπλο υπέρ υγείας κι αρμονίας του φυσικού σώματος.

Η Κυρία Ελένη Καλαντζή έγραψε για την «Μυστική Διατροφή» :

Συγχαρητήρια κύριε Μανώλη. Το βιβλίο σας είναι αριστούργημα! Το αποτέλεσμα δείχνει πόσο πολύ έχετε κοπιάσει για την έρευνά σας. Ευελπιστώ, το βιβλίο αυτό, να διαδοθεί με τον καλύτερο δυνατό τρόπο, γιατί είμαι βέβαιη πως θα βοηθήσει πάρα πολύ κόσμο. Να 'στε καλά πάντα, και σας ευχαριστούμε για τη μοναδική σας πένα κ τις αποτελεσματικές έρευνές σας.

Η Κυρία Φ. Χατζάκη έγραψε για την «Μυστική Διατροφή» :

Εξαιρετικό βιβλίο! Βιβλίο που πρέπει αναμφίβολα να διαβάσουμε όλοι! Πρώτη φορά γραμμένες αλήθειες για την διατροφή με απλές και ξεκάθαρες πληροφορίες που μας λύνουν όλες μας τις απορίες γι αυτά που τρώμε, για αυτά που μας παχαίνουν και κυρίως για τους κινδύνους που κρύβουν τροφές που γευόμαστε καθημερινά! Διαβάζεται ευχάριστα αφού σου προκαλεί το ενδιαφέρον και κυριολεκτικά όταν ξεκινάς να το διαβάσεις δεν το αφήνεις μέχρι να το τελειώσεις. Θεωρώ ότι παρέχει πληροφορίες που θα έπρεπε να διδάσκονται στα σχολεία και είναι ένα βιβλίο που όποιος το έχει, θα ανατρέξει πολλές φορές για να το συμβουλευτεί. Σας ευχαριστώ πολύ ......είναι ότι καλύτερο έχω διαβάσει για την διατροφή!

Καλωσόρισμα

Όταν άρχισα να γράφω αυτό το βιβλίο ήξερα πως θα δυσκολευόμουν να βρω τον τρόπο να εκφράσω όλα αυτά που ήθελα να σας πω.

Όχι γιατί δεν έβρισκα τις λέξεις, αλλά γιατί ξέρω πόσο ευαίσθητα είναι τα θέματα βάρους και διατροφής.

Είμαι από αυτούς που ποτέ δεν αντιμετώπισαν θέμα με το σώμα τους. Για αυτό γνωρίζω πολύ καλά πώς να διατηρείτε το σώμα σας λεπτό και υγιές.

Έχω επίσης βιώσει από πολύ κοντά, στο στενό μου περιβάλλον, προβλήματα παχυσαρκίας με καταστάσεις πάρα πολύ δύσκολες που όμως ξεπεράστηκαν. Άλλωστε αυτός είναι και ο λόγος που ξεκίνησα να γράψω το βιβλίο.

Ήθελα να βγω και να πω σε όλους εσάς που θα διαβάσετε το βιβλίο μου, πως μπορεί κάποιος να ξεφύγει από τα περιττά κιλά και την παχυσαρκία η οποία εξελίσσεται σε μια σύγχρονη επιδημία.

Είπα να αποτυπώσω την γνώση που αποκόμισα από την δική μου πορεία, αλλά και από αυτή την σκληρή δοκιμασία των άλλων, στο χαρτί. Γνώση που είναι βασισμένη σε αληθινά γεγονότα και δεν βασίζετε σε έρευνες σε ποντίκια αλλά σε ανθρώπους που πέρασαν όλα τα στάδια και βγήκαν νικητές.

Αυτό το βιβλίο δεν απευθύνετε μόνο σε παχύσαρκους ή υπέρβαρους ανθρώπους.

Ακόμη κι αν είστε λεπτοί όπως εγώ, αξίζει να διαβάσετε ολόκληρο αυτό το βιβλίο, γιατί περιέχει πολλές σημαντικές πληροφορίες για την διατροφή μας.

Γιατί το πιο δύσκολο δεν είναι να είστε και να παραμείνετε λεπτοί, αλλά συγχρόνως να είστε και υγιείς.

Οι λύσεις και οι πληροφορίες που περιλαμβάνονται στο βιβλίο

είναι διασταυρωμένες και δοκιμασμένες. Τα αποτελέσματα για όποιους από εσάς θελήσουν να τις εκμεταλλευθούν, θα είναι εξαιρετικά.

Η μόνη προϋπόθεση είναι να είστε απόλυτα υγιείς.

Δεν θα βρείτε σε αυτό το βιβλίο, ψεύτικες υποσχέσεις. Το βάρος του σώματος είναι μια σπουδαία υπόθεση για να λυθεί σε λίγες μέρες ή λίγες εβδομάδες. Χρειάζεται γνώση, σταθερή απόφαση και κυρίως υγεία.

Αποφάσισα το βιβλίο να έχει την μορφή ερωτήσεων-απαντήσεων και διαμορφώθηκε με βάση τις αναπάντητες απορίες που διατύπωναν αυτοί που είχαν το πρόβλημα βάρους.

Στο τέλος του βιβλίου υπάρχει και ένα αναλυτικό Τροφολόγιο φυσικών τροφών, για να μπορείτε εκεί να βρίσκετε πληροφορίες για την κάθε φυτική ή ζωική τροφή που σας ενδιαφέρει.

Είμαι βέβαιος ότι αυτό το βιβλίο, θα χρησιμεύσει σαν οδηγός στην διατροφή σας! Διαβάστε το και ξαναδιαβάστε το, όλο. Κάθε φορά θα βρίσκετε και κάτι καινούριο που δεν το προσέξατε.

Εμπιστευτείτε το, γιατί δεν κρύβει κάποιο κρυφό προσωπικό όφελος. Δεν είμαι διατροφολόγος, εταιρεία τροφίμων, διαφημιστής, κ.λπ. Είμαι συγγραφέας και πέρα από την μεγάλη ευχαρίστηση που νοιώθω, ότι θα βοηθηθούν πολλοί συνάνθρωποί μου, το μόνο όφελος που έχω, προέρχεται και τελειώνει με την πώληση του βιβλίου.

Σας εύχομαι καλή ανάγνωση!
Σας ευχαριστώ θερμά
Μανώλης Σιάσιος

Κεφάλαιο 1: Οι μύθοι της διατροφής

Αν έχω περιττά κιλά, πρέπει να κάνω δίαιτα;

Οι περισσότεροι άνθρωποι έφτασαν να έχουν πρόβλημα με το σώμα τους και το βάρος τους, γιατί ακολούθησαν κάποια δίαιτα.
Πολλοί είναι αυτοί που έχουν κάνει αμέτρητες προσπάθειες να αδυνατίσουν. Χρησιμοποίησαν όλους τους τρόπους να χάσουν βάρος. Έκαναν ότι δίαιτα μπορείτε να σκεφτείτε. Δίαιτες που βρήκαν στο ιντερνέτ ή από κάποιους φίλους ή από τα περιοδικά και άλλοι επισκέφθηκαν διατροφολόγο.
Κάθε φορά που κάποιος ξεκινάει δίαιτα τα πρώτα αποτελέσματα είναι ενθαρρυντικά.
Η πρώτη εβδομάδα, χαράς ευαγγέλια! Το βάρος αρχίζει να υποχωρεί. Τα πρώτα δύο-τρία κιλά φεύγουν συνήθως εύκολα!
Παρόλο που η πείνα και οι λιγούρες είναι ανυπόφορες, σκέφτεται, ότι αν συνεχίσει, θα καταφέρει να επανέλθει στο κανονικό του βάρος και ότι σύντομα θα ξαναφορέσει τα ρούχα του, που είναι στοιβαγμένα στην ντουλάπα και περιμένουν υπομονετικά.
Την δεύτερη εβδομάδα της δίαιτας, παρά την απίστευτη πειθαρχία του στην πείνα και το αυστηρό θερμιδικό πρόγραμμα που του σύστησε -στην καλύτερη περίπτωση- ο διατροφολόγος, η ζυγαριά δείχνει -1 κιλό. Όμως δεν το βάζει κάτω.
Έχει πεισθεί πως η υπομονή και η προσπάθειά του, θα φέρει το αποτέλεσμα!
Οι δικοί του άνθρωποι, αν είναι τυχερός, του συμπαραστέκονται και ότι είναι εκτός του διατροφικού του προγράμματος το τρώνε εκτός σπιτιού, για να μην τους βλέπει και παρασύρεται. Μάλιστα οι πολλές επισκέψεις σε φίλους και συγγενείς αραίωσαν για τον ίδιο λόγο.
Εν τω μεταξύ η ζυγαριά, του κάνει πόλεμο. Είναι η τρίτη

εβδομάδα της δίαιτας και δεν λέει να ξεκολλήσει. Δείχνει ακριβώς το ίδιο βάρος. Μήπως χάλασε;

Η πείνα και η λιγούρα, εξακολουθεί να τον τρελλαίνει και είναι έτοιμος να τα παρατήσει. Μια φωνή του λέει, να φάει ότι τρώγεται, κατά προτίμηση γλυκό και μια άλλη φωνή, αδύναμη πια, του λέει να αντισταθεί!

Ζυγίζεται ξανά και ξανά. Τίποτα ούτε γραμμάριο! Θέλει να συνεχίσει την προσπάθεια και δεν μπορεί.

Παρά την απογοήτευση και την πείνα, ξαναπάει στον διατροφολόγο, μπας και πάρει κουράγιο και συνεχίσει.

Ο διατροφολόγος του λέει, ότι πάτε πολύ καλά και ότι πρέπει να συνεχίσετε. Είναι κρίμα να τα παρατήσετε τώρα!

Όταν του λέει ότι πεινάει συνέχεια και ότι ονειρεύεται βουνά από σοκολάτες, γλυκά και παγωτά, ο γιατρός του λέει ότι είναι εντελώς φυσικό και ότι θα περάσει.

Στην επιμονή του ότι κουράστηκε και δεν αντέχει άλλο, του λέει, ότι θα του ανεβάσει λίγο τις θερμίδες της ημέρας, για να αντέξει.

Φεύγοντας από εκεί, η αισιοδοξία έχει επανέλθει, όμως η ζυγαριά δεν βάζει μυαλό, συνεχίζει το πείσμα της και ξανακολλάει.

Σε λίγες μέρες ο άνθρωπος, δεν αντέχει πια! Έχει τόσο απογοητευθεί και πεινάει τόσο πολύ που τα παρατάει οριστικά.

Μέσα σε λίγες εβδομάδες ανεβασμένος στην ζυγαριά, καλωσορίζει τα κιλά που είχε χάσει και λίγα παραπάνω.

Μπορεί κάποιοι άνθρωποι να αντέχουν περισσότερο χρόνο την στέρηση και ίσως να έχουν δει και καλύτερα αποτελέσματα. Αυτή όμως είναι πάνω κάτω η πικρή ιστορία της κάθε δίαιτας. Βλέπεις προσωρινά αποτελέσματα που κρατάνε όσο την συνεχίζεις.

Μόνο το 5% παγκοσμίως έχει καταφέρει να δει κάποιο μόνιμο αποτέλεσμα από δίαιτα. Οι υπόλοιποι άνθρωποι χάρηκαν μόνο προσωρινά.

Φανταστείτε ότι στην Αμερική που γεννήθηκαν σχεδόν όλες

αυτές οι δίαιτες και εφαρμόζονται με μανία από ανώνυμους και επώνυμους, η παχυσαρκία είναι η νούμερο ένα αιτία θανάτου και δεύτερη τα καρδιαγγειακά προβλήματα.

Αλλά και στην χώρα μας που οι περισσότεροι διατροφολόγοι υποστηρίζουν ή βασίζονται σε αυτές τις δίαιτες, τα πράγματα δεν είναι καλύτερα. Η παχυσαρκία έχει πάρει διαστάσεις επιδημίας ακόμη και στα παιδιά. Και φυσικά υπάρχει και έξαρση στους υπέρβαρους.

Η λέξη δίαιτα δεν χρειάζεται στο λεξιλόγιο και στη ζωή του υγιούς ανθρώπου.

Αυτή την στέρηση της τροφής, την εφαρμόζουν οι γιατροί σε ασθενείς, που θα εγχειριστούν ή που θα υποβληθούν σε ειδικές εξετάσεις.

Θα πρέπει να καταλάβουμε ότι το σώμα μας δεν μπορούμε να το στερούμε.

Θα βρει τον τρόπο να αντιδράσει σε αυτή την στέρηση. Πρώτο του μέλημα είναι να επιβιώσει. Όσο λιγότερη τροφή και να του δώσετε, αυτό θα προσαρμοστεί και θα αμυνθεί στην στέρηση. Η πρώτη αμυντική του κίνηση είναι να κλειδώσει τις αποθήκες με το λίπος του.

Κι εσείς, μάταια θα περιμένετε, να λεπτύνετε.

Οι δίαιτες με τον καιρό αδυνατίζουν τον οργανισμό μας και συχνά προκαλούν προβλήματα υγείας(κομάρες, ζαλάδες, πονοκεφάλους, πόνους στις αρθρώσεις, χάσιμο μαλλιών, θυρεοειδικά και στομαχικά προβλήματα).

Επίσης όταν τις διακόψουμε, μακροπρόθεσμα μας παχαίνουν. Το έχετε ζήσει αυτό, όσοι από εσάς τις δοκιμάσατε.

Για αυτό λοιπόν διακόψτε κάθε είδους δίαιτα που κάνετε για χάσιμο βάρους και μην επιχειρήσετε ΠΟΤΕ ξανά, να κάνετε στερητική δίαιτα.

Εφαρμόζοντας αυτή την συμβουλή, κάνετε το πρώτο βήμα για να αναζητήσετε μια διατροφή που δεν θα σας πεινάει, θα σας θρέφει και θα διατηρεί το βάρος σας σε κανονικά επίπεδα.

Επίσης σας γλυτώνει από το άγχος που σας δημιουργούσε η δίαιτα, από την απομόνωση και βέβαια σας απαλλάσσει από τις αμοιβές των διατροφολόγων.

Εάν παίρνω χάπια αδυνατίσματος ή διάφορα σκευάσματα που κυκλοφορούν, θα αδυνατίσω;

Μαγικά χάπια και σκευάσματα αδυνατίσματος, δεν υπάρχουν. Πολλοί άνθρωποι πιστεύουν στην «εύκολη» λύση, με αποτέλεσμα από την μια να κινδυνεύει η ζωή τους και από την άλλη να θησαυρίζουν οι εταιρείες παραγωγής.

Ο οργανισμός μας δεν δέχεται την βίαιη λύση των σκευασμάτων και των χαπιών.

Προσωρινά αποτελέσματα υπάρχουν. Όταν όμως τα κόψουμε, τα κιλά επανέρχονται.

Το χειρότερο δεν είναι όμως αυτό. Οι συνέπειες στην υγεία μας είναι σημαντικές και τις βλέπουμε μακροπρόθεσμα.

Οι παθήσεις των εντέρων και του στομαχιού, οι πόνοι των αρθρώσεων, η αραίωση των μαλλιών, η ατονία, οι πονοκέφαλοι, η διατάραξη του νευρικού συστήματος, είναι κάποια από τα συμπτώματα που παρουσιάζονται μετά.

Φυσικά είναι γνωστό, πόσοι άνθρωποι έχουν χαθεί από χάπια αδυνατίσματος. Παρόλο που σήμερα είναι ελεύθερα, να πωλούνται ακόμη κι από την τηλεόραση, δεν τα κάνει ακίνδυνα και ας τα βάφτισαν φυτικά σκευάσματα.

Μακριά λοιπόν από τα χάπια και τα σκευάσματα. Υπάρχει σοβαρός κίνδυνος για την ζωή σας.

Μυστική Διατροφή

Είναι σωστό, να μετράμε θερμίδες;

Στην εποχή μας, κανείς δεν νοιάζεται τι τρως, αυτό που σου προτείνουν όλοι, είναι να μην τρως τροφές που αποδίδουν πολλές θερμίδες.

Όσοι από εσάς έχουν κάνει δίαιτα, θα έχουν βιώσει αυτόν τον παραλογισμό και το μεγάλο άγχος.

Γιατί όλα στην διατροφή μας μετριούνται σε θερμίδες; Έτσι ήταν πάντα;

Αν γυρίσουμε αρκετά χρόνια πίσω, οι άνθρωποι δεν μέτραγαν με θερμίδες το φαγητό τους. Μάλλον μέτραγαν το φαγητό τους αν τους φτάνει.

Κάποια στιγμή, ένας χημικός(Wilbur Atwater-1900) ανακάλυψε την θερμίδα στις τροφές καίγοντας μέσα σε ένα φούρνο(θερμιδομετρητής) μερικές από αυτές και τα αποτελέσματα τα κρέμασε στην πόλη του σε ένα πίνακα.

Αυτός ο πίνακας πιο εξελιγμένος που λέει πόσες θερμίδες αποδίδει μια καμμένη τροφή, ισχύει και σήμερα στις περισσότερες στερητικές δίαιτες.

Αργότερα(το1930) δύο αμερικανοί γιατροί (Νιούμπεργκ και Τζόνσον) βγήκαν και είπαν και μετά το πήραν πίσω, ότι για τα περιττά κιλά ευθύνεται η διατροφή με πολλές θερμίδες. Παρόλο που οι ίδιοι οι γιατροί αμφισβήτησαν τα αποτελέσματα της μικρής τους έρευνας αυτά παρέμειναν μέχρι και σήμερα.

Αυτά τα δύο γεγονότα έμελλε να είναι η παγκόσμια βάση για τις συμβουλές αδυνατίσματος.

Τι λέει λοιπόν αυτή η θεωρία που έχει φέρει τους ανθρώπους αγκαλιά με την παχυσαρκία;

Πως κάθε άντρας και κάθε γυναίκα χρειάζονται ένα αριθμό θερμίδων για να τραφούν και αν τις μειώσουν σε καθημερινό επίπεδο κάθε εβδομάδα θα χάνουν περίπου μισό κιλό.

Φυσικά αν ήταν έτσι και αυτό λειτουργούσε συνέχεια, οι

Σιάσιος Εμμανουήλ

περισσότεροι άνθρωποι μέσα σε 1-2 χρόνια θα εξαφανίζονταν και βέβαια όσοι επιζούσαν θα ήταν αδύνατοι.

Παρόλο όμως που όλο και περισσότεροι άνθρωποι στον κόσμο, κάνουν θερμιδικές δίαιτες, η παχυσαρκία καλπάζει.

Επίσης η καθημερινή αναγκαστική μείωση των θερμίδων στην εποχή των πολέμων αλλά και στον τρίτο κόσμο, δεν «εξαφάνισαν» το ανθρώπινο είδος όπως υποστηρίζει η θεωρία της θερμίδας. Η έλλειψη τροφής και οι σφαίρες ήταν αυτά που σκότωναν και σκοτώνουν τους ανθρώπους.

Το μέτρημα των θερμίδων είναι αναπόσπαστο κομμάτι της στερητικής δίαιτας που έχει τα αποτελέσματα που ήδη ξέρετε.

Αυτό που πρέπει να καταλάβουμε είναι, ότι ο οργανισμός μας επεξεργάζεται την τροφή και την «καίει» ανάλογα με τα συστατικά της και όχι σύμφωνα με πόσες θερμίδες παράγει όταν «καεί». Γιατί να το πούμε κι αυτό, οι θερμίδες δεν είναι μέσα στις τροφές. Μόνο αν καούν μπορούν να μετρηθούν.

Γιατί λοιπόν επιμένουν στο μέτρημα των θερμίδων αφού είναι αναποτελεσματικό όσο και οι δίαιτες;

Σε όλα αυτά τα χρόνια, οι εταιρίες τροφίμων πρόλαβαν να χτίσουν μια τεράστια βιομηχανία επεξεργασμένων τροφών, στηριγμένη αποκλειστικά στην θεωρία των θερμίδων.

Αυτές τις τροφές φρόντισαν με δυνατή διαφήμιση να τις φέρουν στο πιάτο μας. Τα κέρδη τους είναι αμύθητα και για αυτό μας κρύβουν την αλήθεια.

Δεν έχει κανένα νόημα να μετράμε θερμίδες. Δεν ήμαστε φούρνοι. Αυτή η διαδικασία μας αγχώνει και μας χαραμίζει τον πολύτιμο χρόνο μας.

Επίσης μας αναγκάζει να τρώμε επεξεργασμένες τροφές με λίγες θερμίδες και αποδυναμώνει την πολύτιμη υγεία μας.

Και βέβαια, όπως συμβαίνει και με τις δίαιτες τα αποτελέσματα είναι προσωρινά. Μόλις διακόψουμε την θερμιδική δίαιτα, επανέρχεται σταδιακά και το βάρος.

Μυστική Διατροφή

Τα λίπη παχαίνουν;

Όπως θα έχετε δει στις διαφημίσεις τροφίμων αυτό που προβάλλουν είναι τα λίγα λιπαρά και πόσο καλό κάνουν στην υγεία μας.

Ακούμε λοιπόν στην τηλεόραση καθημερινά:

«Τα λίπη παχαίνουν. Προτιμήστε τα light προϊόντα με λίγα λιπαρά. Τυριά, γιαούρτια, γάλατα με λίγα λιπαρά, το ίδιο και αλλαντικά και γλυκά και μπισκότα και παγωτά.

Το λίπος είναι ο μεγαλύτερος εχθρός. Το λίπος παχαίνει, το λίπος σκοτώνει. Αν τρώτε λίπος θα έχετε χοληστερίνη, θα έχετε καρδιαγγειακά προβλήματα, θα πάθετε καρκίνο, θα ..., θα...».

Πως σας φαίνεται; Δεν μοιάζει με πολεμικό ανακοινωθέν;

Και φυσικά για να μας κάνουν να τα αγοράσουμε, μας λένε με στόμφο: «Και με λιγότερες θερμίδες».

Όλος αυτός ο μύθος στηρίζεται στο επιχείρημα ότι τα λίπη ανά γραμμάριο έχουν περισσότερες θερμίδες, από ότι οι πρωτεΐνες και οι υδατάνθρακες, οπότε αν τρώμε πολλά λίπη θα πάρουμε παραπάνω θερμίδες, οπότε θα παχύνουμε.

Εσείς πια ξέρετε ότι το μέτρημα των θερμίδων είναι χάσιμο χρόνου. Δεν λειτουργεί.

Η αλήθεια είναι ότι αν πουν ότι το λίπος δεν παχαίνει η βιομηχανία τους με τα light προϊόντα θα κλείσει σε μια μέρα, έτσι θα χάσουν τεράστια κέρδη.

Επίσης δεν θα μπορούν τα λίπη που βγάζουν από τα light τρόφιμα να τα πωλούν ξεχωριστά για βούτυρο.

Ίσως να μην το γνωρίζετε, όμως στην Αμερική έχουν βγει κατά καιρούς κυβερνητικές οδηγίες που καλούσαν τον κόσμο να μειώσει το διατροφικό λίπος. Έτσι η μείωση του λίπους στην διατροφή έχει φθάσει πάνω από 50%.

Αυτό που δεν μειώθηκε αντίθετα αυξήθηκε είναι η παχυσαρκία και τα καρδιαγγειακά προβλήματα.

Πολλοί επιστήμονες έχουν αποδείξει με έρευνες που υπάρχουν δημοσιευμένες και έγιναν σε μεγάλες ομάδες ανθρώπων αλλά και ομάδες αθλητών, για μεγάλα διαστήματα, ότι το να τρώμε φυσικά λίπη και μάλιστα αυξημένα, όχι μόνο δεν μας παχαίνουν, αλλά προοδευτικά μας αδυνατίζουν.

Οι εταιρείες τροφίμων όμως αποκρούουν αυτές τις έρευνες και επιμένουν. Τα λίπη παχαίνουν. Φυσικά έχουν όπως είπαμε και παραπάνω, σοβαρούς λόγους. Το κέρδος από τα επεξεργασμένα light προϊόντα τους.

Το συμπέρασμα λοιπόν που βγαίνει αβίαστα είναι πως κάτι άλλο μας παχαίνει και όχι τα λίπη.

Θα σας πω και ένα παράδειγμα εργασίας που έχει εφαρμοστεί σε πολλούς υγιείς ανθρώπους και αποδεικνύει, πως τα φυσικά λίπη από μόνα τους δεν παχαίνουν.

Φάτε για 5 μέρες μόνο κρέας(μοσχάρι, κοτόπουλο, χοιρινό) και αυγά, όσο θέλετε και πράσινη σαλάτα όση θέλετε. Επίσης φτιάχνετε τα φαγητά σας με φρέσκο ζωικό βούτυρο.

Πρωί, μεσημέρι, βράδυ. Χωρίς τίποτε άλλο. Πριν το κάνετε, ζυγιστείτε.

Δεν θα πεινάτε καθόλου και κάθε μέρα θα τρώτε και λιγότερο. Επίσης θα νοιώσετε ευεξία και θα μειωθούν στο ελάχιστο οι λιγούρες σας. Μετά τις πέντε μέρες ζυγιστείτε ξανά. Θα διαπιστώσετε ότι: όχι μόνο δεν πήρατε βάρος, αλλά το πιο πιθανό είναι να έχετε χάσει μερικά κιλά.

Κάντε το ίδιο για 5 μέρες μόνο με light προϊόντα που θα επιλέξετε εσείς από το σούπερ μάρκετ και φάτε όσο θέλετε. Ζυγιστείτε πριν και μετά.

Θα διαπιστώσετε, πως κάθε μέρα θα πεινάτε περισσότερο και θα τρώτε περισσότερο, θα έχετε λιγούρες και η ζυγαριά θα δείξει πιθανόν και παραπάνω βάρος.

Δεν σας συνιστώ να το εφαρμόσετε, είναι παράδειγμα εργασίας που αποδεικνύει ότι τα λίπη δεν παχαίνουν.

Μυστική Διατροφή

Το καλύτερο όμως παράδειγμα, για να καταλάβουμε ότι δεν είναι το λίπος που παχαίνει, είναι οι αγελάδες. Οι κανονικές αγελάδες τρέφονται με χόρτα και όμως είναι τετράπαχες.

Το λίπος λοιπόν αν είναι φυσικό δεν παχαίνει, αντίθετα είναι απαραίτητο στον οργανισμό μας και προοπτικά μας αδυνατίζει.

Όλα τα λίπη ΔΕΝ είναι καλά για την υγεία μας. Αυτό που λέω όμως εδώ και είναι η εξακριβωμένο: Δεν παχαίνουν, αν είναι φυσικά και δεν συνδυάζονται με άλλα τρόφιμα εκτός από σαλάτες και τα περισσότερα λαχανικά.

Αν τρώω λίπη θα ανεβάσω χοληστερίνη;

Ο μύθος που λέει, αν φάω αυτή την τάδε τροφή θα ανέβει η χοληστερίνη μου, πρέπει επιτέλους να τελειώσει.

 Η χοληστερίνη είναι μια λιποπρωτεΐνη πολύτιμη για τον οργανισμό.

Χωρίς αυτήν δεν θα μπορούσε να εκκρίνει ορμόνες, να παράγει οιστρογόνα, προγεστερόνη ή τεστοστερόνη. Η χοληστερίνη χρησιμοποιείται για να κάνει αδιάβροχο το δέρμα μας και να εμποδίσει την εξάτμιση του νερού. Ακόμα και η χολή που χρησιμοποιείται για την πέψη των λιπών αποτελείται κατά κύριο λόγο από χοληστερίνη. Για αυτό και ο οργανισμός την παράγει σε μεγάλο ποσοστό από μόνος του. Το συκώτι παράγει περίπου το 90% της χοληστερίνης στο σώμα μας και μόνο το 10% το παίρνουμε από την τροφή μας. Αν πάλι, φάμε τροφές που περιέχουν περισσότερη χοληστερίνη, το συκώτι φροντίζει να μειώσει τη δική του αντίστοιχη παραγωγή.

Αυτό το 10% της χοληστερίνης που παίρνουμε από τις τροφές, είναι πολύ δύσκολο να επηρεάσει την συνολική παραγωγή χοληστερίνης στον οργανισμό ενός υγιούς ανθρώπου, ακόμη και αν προέρχεται ολόκληρο, από τα λίπη.

Μόνο αν τα τρόφιμα ή τα λίπη που τρώμε είναι επεξεργασμένα,

μπορεί να αλλάξει αυτή την ισορροπία του οργανισμού.

Ποια είναι τα λίπη που πρέπει να αποφεύγουμε;

Όπως ξέρετε τα φυσικά λίπη δεν παχαίνουν. Υπάρχουν όμως λίπη που επιβαρύνουν την υγεία μας.

Αυτά είναι κυρίως τα τρανς λιπαρά ή υδρογονωμένα λίπη όπως λέγονται, που δεν είναι φυσικά. Παράγονται μέσα από χημική διαδικασία, είναι πιο φθηνά και τα βρίσκουμε σε επεξεργασμένες τροφές(μπισκότα, κρουασάν, γλυκά, μαργαρίνες κ.λπ). Πολλές φορές τα βρίσκουμε και σε τρόφιμα που δεν τα περιμένουμε. Π.χ τυποποιημένα αλλαντικά. Επίσης τα βρίσκουμε και με άλλες ονομασίες, με πρώτο συνθετικό: τροποποιημένο.

Εκτός από αυτά τα επικίνδυνα λιπαρά, για ένα υγιές άτομο δεν υπάρχει πρόβλημα με τα λίπη.

Κυκλοφορεί ο μύθος ότι τα κορεσμένα λιπαρά που βρίσκονται σε φυσικές τροφές, δεν είναι καλά για την υγεία μας.

Όμως, πόσο βούτυρο μπορείτε να καταναλώσετε χωρίς ψωμί;

Πόσες μπριζόλες μπορείτε να φάτε, μόνο με σαλάτα;

Πόσο τυρί μπορείτε να φάτε χωρίς ψωμί, φρυγανιές ή βουτήματα;

Αλήθεια τι μπορεί να κάνουν στην υγεία μας, 6 γραμμάρια κορεσμένου λίπους/ ανά 100 γρ. κρέατος και 11 γρ/100 γρ του πιο λιπαρού κρέατος που είναι τα αρνίσια παϊδάκια;

Ο οργανισμός έχει ανάγκη τα φυσικά λίπη για τις λειτουργίες του. Όλα λοιπόν θα είναι καλά και με την υγεία μας, αν δεν τρώμε τρανς λιπαρά και εμφανή λίπη.

Είναι σωστό, να μην τρώω καθόλου ή ελάχιστα;

Πολλοί άνθρωποι επιλέγουν την αφαγία για να γίνουν λεπτοί. Άλλοι κόβουν γεύματα, άλλοι τρώνε μόνο φρούτα, άλλοι πίνουν μόνο υγρά, άλλοι τρώνε ελάχιστα.

Ο οργανισμός μας, το μόνο που χρειάζεται είναι καλό φαγητό, καθαρό νερό, καθαρό αέρα και αρκετή ξεκούραση. Αν του τα προσφέρουμε αυτά, λειτουργεί τέλεια και δεν αρρωσταίνει.

Όταν επιλέγουμε όμως να τον στερούμε, αρχίζει να μην λειτουργεί σωστά και αν αυτό συνεχισθεί οδηγούμαστε στις ασθένειες.

Είναι λοιπόν άτυπος νόμος, να τρώμε κάθε μέρα και οι μερίδες μας να είναι κανονικές. Δεν είναι φυσικό να τρώμε στο πιατάκι του γλυκού αλλά ούτε και σε κάποιο τεράστιο πιάτο.

Τρία γεύματα την ημέρα αρκούν. Ας αφήνουμε μεταξύ τους ένα ικανό διάστημα 4-5 ωρών για να μπορεί ο οργανισμός μας να χωνέψει.

Καλό είναι, το βραδινό μας γεύμα, να είναι όσο πιο νωρίς γίνεται. Έτσι ο οργανισμός μας θα έχει περισσότερο χρόνο, να μπορέσει τις ώρες της αφαγίας και του ύπνου, μέχρι το πρωϊ να επιδιορθώσει τις μικροβλάβες του, που προκλήθηκαν στην διάρκεια της ημέρας.

Μην μένετε λοιπόν νηστικοί γιατί αυτό μακροπρόθεσμα θα σας οδηγήσει ή σε νευρική ανορεξία ή σε βουλιμίες.

Στην πρώτη περίπτωση θα κινδυνεύει η ζωή σας και στην δεύτερη, θα παχύνετε.

Μήπως κληρονόμησα το πάχος;

Η «κληρονομικότητα» είναι μια άποψη που συχνά αναφέρεται ακόμη και από «ειδικούς», για να δικαιολογήσει την άγνοια που υπάρχει γιατί παχαίνουμε.

Αυτό που κληρονομούμε από την οικογένεια είναι ο τρόπος διατροφής, που συχνά μας οδηγεί στα περιττά κιλά.

Είναι φυσικό να συμβαίνει αυτό, αφού στην πατρική οικογένεια παραμένουμε κατά μέσο όρο 20 με 30 χρόνια.

Η παχυσαρκία δεν είναι κληρονομική. Αυτό που είναι πιθανόν να κληρονομήσουμε είναι κάποιες ασθένειες(π.χ θυρεοειδής, σάκχαρο) που πράγματι μπορούν να επηρεάσουν καταλυτικά το βάρος μας.

Η κακή διατροφή είναι λοιπόν, ο λόγος που μπορεί να παχύνει ένας υγιής άνθρωπος και όχι η κληρονομικότητα.

Το άγχος μπορεί να με παχύνει;

Το άγχος είναι η μάστιγα της εποχής μας. Δημιουργείται κυρίως από τον τρόπο ζωής που κάνουμε.

Οι γρήγοροι ρυθμοί, ο περιορισμένος ελεύθερος χρόνος, τα οικονομικά προβλήματα, η ανεργία, η ατομικότητα, ο φόβος της αποτυχίας και της απόρριψης, η πολλή τηλεόραση, η μοναξιά, είναι κάποιοι από τους λόγους που ένας άνθρωπος αγχώνεται.

Ένας τέτοιος άνθρωπος που κουβαλάει πολλά από αυτά, είναι πολύ δύσκολο να κοιτάξει την διατροφή του και την υγεία του. Συνήθως, ξυπνάει ένα πρωί και ανακαλύπτει ότι είναι παχύσαρκος.

Το άγχος λοιπόν είναι μια αφορμή που πολλές φορές μας οδηγεί σε ανεξέλεγκτη πολυφαγία και κακής ποιότητας διατροφή. Για να προσέξουμε τον εαυτό μας και το σώμα μας θα πρέπει πρώτα να ιεραρχήσουμε, τα προβλήματά μας.

Να εστιάσουμε στα βασικά και να κάνουμε μια καινούρια αρχή. Πάντα θα υπάρχουν προβλήματα, που θα λύνονται ή δεν θα λύνονται. Εμείς όμως είμαστε μοναδικοί και μας αξίζει να είμαστε λεπτοί και υγιείς.

Μυστική Διατροφή

Αν τρώω συχνά έξω ή παραγγέλνω φαγητό από το σπίτι, θα παχύνω;

Στην εποχή μας αν είναι κάτι που δουλεύει καλά, είναι η βιομηχανία του μη σπιτικού φαγητού. Ειδικά στις μεγάλες πόλεις, αλλά όσο περνάνε τα χρόνια και στην επαρχία, «φυτρώνουν» καθημερινά, τέτοια καταστήματα.

Αυτά τα μαγαζιά μπορούμε να τα χωρίσουμε σε τρεις κατηγορίες:

Α. Τυροπιττάδικα, σουβλατζίδικα, φαστφουντάδικα.

Αυτά τα μαγαζιά τα επισκεπτόμαστε, αλλά μπορούμε να παραγγείλουμε και από το σπίτι ή την δουλειά.

Β. Πιτσαρίες

Παραγγέλνουμε από το σπίτι.

Γ. Ταβέρνες, εστιατόρια, μεζεδοπωλεία.

Σε αυτά τα μαγαζιά, τα επισκεπτόμαστε οι ίδιοι και τρώμε στον χώρο τους.

Α. Τα επονομαζόμενα «τυροπιτάδικα» που πουλάνε ψημένα τρόφιμα, φτιαγμένα από ζύμη και κάποια γέμιση(τυρί, κρέμα, αλλαντικά, κιμά, λαχανικά), τα περισσότερα χρησιμοποιούν προπαρασκευασμένα προϊόντα, που απλώς τα ψήνουν και τα πουλάνε. Αυτά παρασκευάζονται σε εργαστήρια και μικρές βιοτεχνίες, τις περισσότερες φορές χωρίς να γνωρίζει κανείς, τα υλικά και την ποιότητά τους. Αλλά και αυτά που τα φτιάχνουν μόνα τους, συνήθως είναι με υλικά αμφιβόλου ποιότητας.

Περίπου τα ίδια ισχύουν και για τα σάντουιτς που πουλάνε. Μπορεί εδώ να πετύχετε, να τα φτιάχνουν μόνοι τους, όμως η ποιότητα του ψωμιού, τα βρασμένα αυγά, τα αλλαντικά και οι διάφορες σαλάτες, είναι αγνώστου ποιότητας και προελεύσεως.

Δεν ξέρω πόσες φορές φάγατε κάτι τέτοιο και νοιώσατε καλά. Ή καούρες θα είχατε μετά ή λιγούρες ή απότομα φουσκώματα.

Αυτά τα τρόφιμα περιέχουν συστατικά, όπως τρανς λιπαρά,

σπορέλαια, συντηρητικά, δεύτερης ποιότητας υλικά για γέμιση και φυσικά ζάχαρη σε οποιαδήποτε μορφή.

Όλοι γνωρίζουμε, πως τα φαστφουντάδικα είναι τα μαγαζιά με το χειρότερο πρόχειρο φαγητό.

Όμως χρόνια τα διαφημίζουν και πιστέψαμε ότι δεν είναι και τόσο κακά. Το ξέρετε ότι σχεδόν όλα τα υλικά τους, από το ψωμί μέχρι το κρέας, περιέχουν ζάχαρη;

Έχετε σκεφτεί γιατί οι μερίδες τους είναι τεράστιες και δίνουν και «δωράκι», συνήθως αναψυκτικό; Έχετε δει πιο πλαστικές πατάτες;

Είναι έτσι «φτιαγμένα» και έτσι διαφημισμένα και τόσο εύκολα προσβάσιμα, ώστε να είναι εθιστικά.

Τα σουβλατζίδικα είναι παράδοση στην χώρα μας. Αυτό δεν σημαίνει ότι σου εξασφαλίζουν υγιεινό φαγητό. Τα λάδια, οι πίττες, τα κρέατα , στα περισσότερα δεν είναι και πρώτης ποιότητας. Τα μπαχαρικά, το αλάτι και οι σαλάτες κάνουν και εδώ το «θαύμα» τους και τα κάνουν λαχταριστά. Ένα σουβλάκι πάντως, δεν μας παχύνει.

Η συχνή κατανάλωση όλων των παραπάνω γρήγορων φαγητών, μας οδηγεί σε μια κακή διατροφή και μακροπρόθεσμα στα περιττά κιλά.

Β. Οι πιτσαρίες πλέον δουλεύουν με διανομή στο σπίτι.

Αγοράζεις ρούχα ή έπιπλα χωρίς να τα δεις και να τα διαλέξεις; Γιατί αγοράζεις φαγητό από απόσταση;

Τουλάχιστον τα ρούχα και τα έπιπλα τα αλλάζεις αν δεν σου κάνουν, γιατί βλέπεις την ποιότητα, τα υλικά, τα νούμερα. Στην πιτσαρία τι μπορείς να αλλάξεις;

Τα υλικά τους, ποτέ δεν ξέρεις την προέλευση και την ποιότητά τους και για αυτό τα φορτώνουν με μπαχαρικά, για να είναι εύγευστα και μοσχομυριστά.

Είναι ένας σίγουρος τρόπος μακροπρόθεσμα να παχύνουμε.

Γ. Πάντα ήταν παράδοση η οικογένεια, οι φίλοι και οι συγγενείς να μαζεύονται και να τρώνε μαζί σε τέτοια μαγαζιά. Και σε αυτά τα μαγαζιά μπορείτε να φάτε «κακό φαγητό».

Ποικιλίες και «θεσπέσια πιάτα» στα μεζεδοπωλεία, «φρέσκα» ψάρια και κιμάδες στις ταβέρνες, μαγειρευτά «σπιτικά» φαγητά στα εστιατόρια.

Ψημένα ψωμάκια, τυροκροκέτες, ψαροκροκέτες και ορεκτικά με δεύτερο συνθετικό, -σαλάτα(π.χ. μελιτζανοσαλάτα).

Αν απαιτούμε να φάμε αυτό που θέλουμε, ακριβώς όπως το θέλουμε και όχι ότι μας προσφέρουν, δεν έχουμε πρόβλημα.

Άλλωστε υπάρχουν καταπληκτικά μαγαζιά, κυρίως ταβέρνες. Είναι μαγαζιά που μπορούμε να πάμε να χαλαρώσουμε, να κάνουμε παρέα, να φάμε και να περάσουμε καλά.

Το φαγητό εκτός σπιτιού πάντοτε κρύβει κινδύνους.

Με τα χρόνια μαθαίνεις στην «ευκολία του», ξεχνάς τις πραγματικές γεύσεις, αλλάζεις βάρος προς τα πάνω.

Αυτό συμβαίνει γιατί δεν μπορείς να ελέγξεις την ποιότητα και με το πέρασμα του χρόνου και την ποσότητα.

Είναι εύκολο, αλλά αντιοικονομικό. Επίσης αλλάζει την σχέση όλης της οικογένειας.

Το σπιτικό φαγητό από πάντα κρατούσε την οικογένεια ενωμένη.

Όσο για τις ταβέρνες γενικώς, μπορεί και πρέπει να είναι τόπος συνάντησης και μιας καλής εξόδου της οικογένειας ή της παρέας.

Όταν αυτό όμως γίνεται πολύ συχνά κινδυνεύουμε να παχύνουμε.

Κεφάλαιο 2: Αλήθειες που δεν λέγονται

Ποιες τροφές είναι καλές για μένα;

Οι τροφές χωρίζονται σε τρεις κυρίως κατηγορίες:

Πρωτεΐνες

Λίπη

Υδατάνθρακες

Ο οργανισμός έχει ανάγκη και από τις τρεις κατηγορίες τροφών. Αρκεί αυτές οι τροφές να είναι φυσικές και φρέσκες.

Φυσικές είναι αυτές που δεν περνάνε από κάποια επεξεργασία για να φτάσουν στην κουζίνα μας και μετά στο πιάτο μας. Οι τροφές αυτές μπορεί να είναι φυτικές ή ζωικές.

Το σύνολο αυτών των τροφών είναι καλές για οποιοδήποτε υγιή άνθρωπο.

Μπορώ να έχω ένα κατάλογο αυτών των φυσικών τροφών;

Ο οργανισμός μας χρησιμοποιεί την πρωτεΐνη και τα λίπη κυρίως για φτιάξει νέα κύτταρα, αίμα, μυϊκό ιστό, χοληστερίνη, για παραγωγή ορμονών κ.λπ. και όχι για ενέργεια.

Τροφές λοιπόν που περιέχουν, κυρίως πρωτεΐνη και λίπος είναι:

Το κρέας

Το ψάρι

Τα μαλάκια και τα όστρακα της θάλασσας

Το αυγό

Τροφή που είναι μόνο λίπος είναι:

Το ελαιόλαδο

Ο οργανισμός μας, προτιμά την γρήγορη ενέργεια που προσφέρουν οι υδατάνθρακες.

Ενέργεια που εξασφαλίζει την δυνατότητα να κινούμαστε, να περπατάμε, να δουλεύουμε κ.λπ. Οι υδατάνθρακες αυτοί πρέπει να είναι φυσικοί, όπως τους παίρνουμε από την γη.

Τέτοιες τροφές που περιέχουν, κυρίως υδατάνθρακες είναι:

τα φρέσκα φρούτα

τα φρέσκα λαχανικά και οι σαλάτες

τα φρέσκα βότανα

Υπάρχουν κάποιες φυσικές τροφές, που είναι πιο σύνθετες και χρειάζονται ιδιαίτερη αναφορά:

Τα όσπρια

Τα γαλακτοκομικά

Οι ωμοί ξηροί καρποί και σπόροι

Τα όσπρια είναι μια σπουδαία τροφή που περιέχει κυρίως φυτική πρωτεΐνη και υδατάνθρακες. Η πρωτεΐνη της δεν είναι της ίδιας βιολογικής αξίας με του κρέατος ή του ψαριού ή του αυγού, ωστόσο τα όσπρια είναι μια χορταστική και θρεπτική τροφή.

Τα γαλακτοκομικά και κυρίως το γάλα είναι οι τροφές που περιέχουν και πρωτεΐνη και λίπος και υδατάνθρακες. Ειδικά το γάλα θεωρείται από πολλούς, η πιο ολοκληρωμένη τροφή.

Οι ξηροί καρποί και σπόροι είναι μια κατηγορία τροφών παρεξηγημένη, γιατί έχει κατηγορηθεί ότι παχαίνει.

Οι περισσότεροι περιέχουν και πρωτεΐνη και λίπη και υδατάνθρακες και είναι μια πλήρης τροφή. Θα πρέπει να είναι φρέσκοι, ωμοί, ανάλατοι και να μην συνοδεύονται από ποτά, αναψυκτικά ή άλλες τροφές. Είναι θρεπτικοί, χορταστικοί και νόστιμοι.

Στην τελευταία ενότητα του βιβλίου υπάρχει το Τροφολόγιο, όπου υπάρχουν ξεχωριστές πληροφορίες για κάθε φυσική τροφή ξεχωριστά.

Τελικά τι είναι αυτό που με παχαίνει;

Η αλήθεια είναι ότι για να «φτιάξει» ο οργανισμός μας, σωματικό λίπος χρειάζεται απαραίτητα να μεσολαβήσει μια εξαιρετικά σημαντική ορμονική δύναμη, η ινσουλίνη. Χωρίς ινσουλίνη δεν παράγεται λίπος στο σώμα μας.

Τι προκαλεί όμως την έκκριση πολλής ινσουλίνης;

Οι πρωτεΐνες και τα λίπη όπως είπαμε και παραπάνω δεν χρησιμοποιούνται για παραγωγή ενέργειας, ο οργανισμός μας προτιμά τους υδατάνθρακες για αυτό.

Όταν λοιπόν «μπαίνουν» στο σώμα μας, μέσω των φρούτων και των λαχανικών ή μέσω των τροφών από σιτάρι, ρύζι, ζάχαρη, ο οργανισμός μας τους μετατρέπει σε γλυκόζη(καύσιμο για ενέργεια). Αμέσως το επίπεδο της γλυκόζης στο αίμα μας ανεβαίνει πάνω από το επιτρεπτό όριο: (πάνω από 110 mg ανά 100cc αίματος).

Τότε αυτό το καταπληκτικό όργανο, το πάγκρεας εκκρίνει τόση ινσουλίνη όση χρειάζεται, προκειμένου να επαναφέρει την γλυκόζη του αίματος στο φυσιολογικό.

Η ινσουλίνη «μαζεύει» την γλυκόζη που δεν χρησιμοποιεί άμεσα ο οργανισμός μας για ενέργεια και την αποθηκεύει σε μια αποθήκη ενέργειας που ονομάζεται γλυκογόνο. Αυτή η «αποθήκη» χωράει λιγότερο από ένα κιλό γλυκόζης.

Όταν όμως αυτή η αποθήκη είναι γεμάτη, τότε η ινσουλίνη, την γλυκόζη που περισσεύει, αντί να την αφήσει να ξεχειλίζει στην αποθήκη ενέργειας(γλυκογόνο), την μετατρέπει σε λιπώδη ιστό.

Έτσι παχαίνουμε. Τόσο απλά.

Η πρώτη σκέψη που μου έρχεται στο μυαλό, ίσως και στο δικό σας, είναι: Γιατί δεν κόβουμε τους υδατάνθρακες, να ησυχάσουμε για πάντα από το πάχος;

Μακάρι να ήταν τόσο απλό. Πολλοί το υιοθετούν αυτό, αλλά δυστυχώς δεν τα κατάφεραν με το πάχος μακροπρόθεσμα.

Εκτός αυτού οι υδατάνθρακες είναι η μεγαλύτερη κατηγορία τροφίμων που έχουμε και ο αποκλεισμός της θα δημιουργούσε προβλήματα επιβίωσης.

Επίσης η διατροφή μας, θα ήταν εντελώς βαρετή, ανθυγιεινή και

Μυστική Διατροφή

περιορισμένη.

Αυτό που πρέπει κατά αρχήν, να κρατήσουμε είναι ότι η ινσουλίνη, είναι η ορμόνη που μας παχαίνει. Εάν λοιπόν μάθουμε πώς να την ρυθμίζουμε, δεν θα παχαίνουμε.

Θα το κάνουμε διατηρώντας την γλυκόζη του αίματος σε φυσιολογικά επίπεδα.

Έτσι το πάγκρεας θα εκκρίνει ακριβώς την ποσότητα ινσουλίνης που χρειάζεται και εμείς δεν θα παχαίνουμε.

Αφού λοιπόν οι υδατάνθρακες είναι η αιτία που το πάγκρεας παράγει ινσουλίνη που είναι η παχυντική ορμόνη, θα πρέπει να δούμε ποιοι από τους υδατάνθρακες δεν αναστατώνουν το σάκχαρό μας και ποιοι το αναστατώνουν.

Οι φυσικοί υδατάνθρακες (φρούτα, λαχανικά, βότανα) είναι γνωστοί στον οργανισμό μας και δεν ανεβάζουν την γλυκόζη τόσο το σάκχαρό μας ώστε να παραχθεί μεγάλη ποσότητα ινσουλίνης.

Εκεί που έχουμε το πρόβλημα, είναι με τους επεξεργασμένους υδατάνθρακες και γενικά τις επεξεργασμένες τροφές(ρύζι, ζάχαρη, τροφές από σιτηρά, τυποποιημένα τρόφιμα).

Τι θα πει επεξεργασμένες τροφές και ποιες είναι αυτές;

Ο οργανισμός μας εδώ και χιλιάδες χρόνια, από την εποχή των σπηλαίων έως και σήμερα ανταποκρίνεται σωστά σε ότι φρέσκια φυσική τροφή και αν του δόθηκε.

Το ανθρώπινο DNA αναγνωρίζει αυτές τις τροφές και έτσι ο οργανισμός μας λειτουργεί τέλεια. Η φυσική τρυφή δεν τον παχαίνει ούτε τον αρρωσταίνει.

Το DNA μας εδώ και 100.000 χρόνια δεν έχει αλλάξει ούτε 1%. Αυτό που άλλαξε είναι η δίψα για κέρδος των εταιρειών τροφίμων και η ανάγκη να συντηρηθούν οι τροφές για περισσότερο διάστημα από το κανονικό, λόγω της ανισόρροπης ανάπτυξης της παραγωγής.

Σιάσιος Εμμανουήλ

Μας έφεραν λοιπόν στο πιάτο μας, τις επεξεργασμένες τροφές που είναι ίσως και η κύρια αιτία της πάχυνσης του σώματος, αλλά και της εξάπλωσης σοβαρών ασθενειών, όπως τα καρδιαγγειακά προβλήματα, καρκίνοι, μολύνσεις, αλλεργίες, αρθρίτιδες, έλκη κ.λπ, ακόμη και ψυχολογικά προβλήματα.

Οι τροφές λοιπόν τυποποιήθηκαν, μπήκαν σε κουτιά, σε πακέτα, σε μπουκάλια και εμπλουτίστηκαν με διάφορα χημικά πρόσθετα και συντηρητικά. Επίσης αφαιρέθηκαν διάφορα φυσικά συστατικά όπως π.χ το λίπος και προστέθηκαν διάφορα γλυκαντικά και αρώματα, προκειμένου να είναι νόστιμα και επιθυμητά.

Μετά βγήκαν νόμοι που βάφτισαν αυτές τις διαδικασίες νόμιμες και τις τροφές υγιεινές και έτσι φτάσαμε να ζούμε σε μια παγκόσμια κοινότητα, που οι μισοί άνθρωποι πεινάνε και οι άλλοι μισοί είναι παχύσαρκοι ή υποψήφιοι!

Οι επεξεργασμένες τροφές χωρίζονται σε δύο κατηγορίες και πωλούνται κυρίως σε σούπερ μάρκετς, φούρνους, ζαχαροπλαστεία και καταστήματα πρόχειρου φαγητού:

Αυτές που έχουν υποστεί βαριά επεξεργασία.

Αυτές που έχουν υποστεί μια απλή μηχανική επεξεργασία.

Στην πρώτη κατηγορία είναι:

όλα τα light προϊόντα

όλα τα τυποποιημένα αλλαντικά

όλα τα τυποποιημένα γλυκά και αλμυρά τρόφιμα, που έχουν βάση το αλεύρι.

τα παγωτά

τα δημητριακά πρωινού

οι κονσέρβες παντός τύπου(εξαίρεση κάποιες κονσέρβες τόνου και κάποιες σάλτσες)

τα κατεψυγμένα τρόφιμα

οι χυμοί

Μυστική Διατροφή

τα αναψυκτικά

τα επιδόρπια

τα έτοιμα αφεψήματα του εμπορίου,

το έτοιμο και το πρόχειρο φαγητό

πλήθος τυποποιημένων βιολογικών τροφίμων.

Και φυσικά: γλυκά, σοκολάτες, μπισκότα, καραμέλλες, τσίχλες, κρουασάν.

Το κύριο συστατικό που χαρακτηρίζει αυτά τα τρόφιμα είναι η ζάχαρη με δεκάδες ονομασίες. Το δεύτερο συστατικό είναι διάφορα επεξεργασμένα λίπη και το τρίτο διάφορα οξέα που χρησιμοποιούνται ως συντηρητικά.

Το αποτέλεσμα είναι να είναι χημικά παρασκευάσματα παρόλο που προσομοιάζουν με τις φυσικές τροφές.

Τρώγοντας τέτοια τρόφιμα κατ' εξακολούθηση κινδυνεύουμε να παχύνουμε και να αρρωστήσουμε. Ο λόγος είναι, ότι ο οργανισμός μας δεν τα αναγνωρίζει και νοιώθοντας ότι του γίνεται επίθεση, προσπαθώντας να αμυνθεί εκκρίνει παραπανίσια ινσουλίνη. Όπως όμως ήδη ξέρετε η ινσουλίνη είναι η παχυντική ορμόνη.

Πέρα από τα περιττά κιλά, τα χημικά που τρώμε μέσα από αυτές τις τροφές, εξασθενούν τον οργανισμό και τον κάνουν ευάλωτο στις ασθένειες.

Για αυτό και πρέπει αυτές οι τροφές, όσο μπορούμε να αποφεύγονται.

Στην δεύτερη κατηγορία είναι τα τρόφιμα που παράγονται από ρύζι, σιτάρι, κριθάρι, βρώμη.

Το ρύζι, τα ζυμαρικά, το ψωμί, οι νιφάδες βρώμης είναι τα κύρια προϊόντα σε αυτή την κατηγορία που έχουν υποστεί απλή μηχανική επεξεργασία.

Δεν παύουν να είναι επεξεργασμένα και να θέλουν προσοχή στα συστατικά και στις ποσότητες, όμως μπορούμε αραιά να τα βάζουμε στο τραπέζι μας.

Φυσικά θα πρέπει να αποφεύγουμε τα υποπροϊόντα τους, πχ ριζογκοφρέττες, δημητριακά και διάφορα γλυκίσματα που παρασκευάζονται από αλεύρι. Επίσης οι νιφάδες βρώμης όπως και το ψωμί θα πρέπει να είναι καθαρά από ζάχαρη και χημικά πρόσθετα.

Καλό είναι σε αυτή την κατηγορία να προτιμάμε τα σιτηρά 100% ολικής αλέσεως και καστανό ρύζι. Είναι λιγότερο επεξεργασμένα, με περισσότερες φυτικές ίνες, πιο χορταστικά και αναστατώνουν λιγότερο το σάκχαρό μας.

Γιατί να μην τρώω ζάχαρη;

Η ζάχαρη είναι ο κυριότερος και ο πιο επικίνδυνος επεξεργασμένος υδατάνθρακας.

Βγαίνει από το ζαχαροκάλαμο και είναι το επίσημο «ναρκωτικό» του πλανήτη. Πωλείται σαν άσπρη, μαύρη, μη επεξεργασμένη και όπως αλλιώς φανταστείτε.

Η παγκόσμια βιομηχανία ζάχαρης είναι μια τεράστια βιομηχανία με τεράστια κέρδη.

Η παγκόσμια παραγωγή της ξεπερνούσε ετήσια ακόμη και πριν μια δεκαετία, τους 150 εκατομμύρια τόνους.

Το μεγαλύτερο μέρος της παραγωγής, καταναλώνεται στις ανεπτυγμένες χώρες.

Η ζάχαρη δεν είναι μια θρεπτική τροφή. Δεν περιέχει ούτε ίχνος βιταμίνης. Περιέχει μόνο ίχνη μετάλλων. Είναι μια άχρηστη τροφή με ένα μεγάλο πλεονέκτημα: Είναι γλυκιά και πολυδιαφημισμένη.

Θα μου πείτε, όλους αυτούς τους τόνους ζάχαρη, τους τρώμε, με τον καφέ μας και τα γλυκά μας; Αν ήταν αλήθεια αυτό, θα μπορούσαμε να μην την βάζουμε στον καφέ μας και να μην τρώμε γλυκά και να τελειώναμε με το κεφάλαιο ζάχαρη.

Οι περισσότεροι αυτό πιστεύουν και το έχουν προσπαθήσει.

Μυστική Διατροφή

Δυστυχώς για όλους μας, κάτι τέτοιο δεν ισχύει.

Η ζάχαρη είναι «διασκορπισμένη» σχεδόν σε όλα τα τυποποιημένα τρόφιμα και μάλιστα όχι μόνο με το κανονικό της όνομα, που μας βοηθάει εύκολα να την διακρίνουμε, αλλά με άλλα ονόματα, άγνωστα, που λίγοι ξέρουν ότι πρόκειται για ζάχαρη.

Αυτά τα ονόματα είναι:

Σακχαρόζη, μελάσα, γλυκόζη, σιρόπι γλυκόζης, δεξτρόζη, μαλτόζη, μαλτοδεξτρίνη, σιρόπι καλαμποκιού, φρουκτόζη, σουκρόζη, λακτόζη, σορβιτόλη, μανιτόλη.

Φυσικά μην ξεχνάτε και αυτά, που πωλούνται ξεχωριστά στο εμπόριο ως γλυκαντικά αντί για ζάχαρη. Π.χ. Ασπαρτάμη, φρουκτόζη και κάθε είδους σιρόπια.

Σας προτείνω να πάτε για μια μέρα, σε ένα μεγάλο super-market, να «σπαταλήσετε» πολλές ώρες και να διαβάσετε τις ετικέτες συστατικών από τα χιλιάδες τυποποιημένα προϊόντα.

Η έκπληξή σας θα είναι μεγάλη! Πάνω από το 90%, αυτών των τροφίμων περιέχουν πρόσθετη ζάχαρη, με κάποιο από τα ονόματά της.

Δείτε που υπάρχει πρόσθετη ζάχαρη στα συστατικά:

Σχεδόν σε όλα τα ψωμιά και τα ψωμιά του τοστ και τα αρτοπαρασκευάσματα. Σχεδόν σε όλα τα τυποποιημένα ζαμπόν, μπέικον, λουκάνικα, ακόμη και σε αυτά που σου κόβουν οι υπάλληλοι του συγκεκριμένου πάγκου.

Δύσκολα θα βρεις τυποποιημένη σάλτσα, μουστάρδα, κέτσαπ ή οποιοδήποτε ντρέσινγκ, που να μην περιέχει κάποιο είδος ζάχαρης.

Είναι απίθανο το να βρεις κονσέρβα με οτιδήποτε τρόφιμο που να μην περιέχει το «αγαπημένο» σου ναρκωτικό.

Τα δημητριακά πρωινού, εξαιρούνται; Όχι βέβαια. Γεμάτα ζάχαρη. Φανταστείτε ότι πωλούνται για διαίτης.

Οι περισσότεροι χυμοί και όλα τα αναψυκτικά. Τα κατεψυγμένα

τρόφιμα και τα έτοιμα φαγητά.

Τα επιδόρπια, οι κομπόστες, οι συμπυκνωμένοι χυμοί, παιδικές τροφές και τα παιδικά γάλατα (σε σκόνη και φρέσκα), ακόμη και μπαχαρικά.

Φυσικά μην ξεχάσουμε και την γνωστή σε όλους μας γλυκιά κατηγορία:

Φρυγανιές, κουλουράκια, γλυκά, παγωτά, κέικ, καραμέλες, τσίχλες, κρουασάν, παξιμαδάκια κλπ.

Ο εθισμός στο «γλυκό» είναι όπως βλέπετε μια καλοστημένη εκστρατεία.

Η ζάχαρη είναι εθισμός.

Είναι όπως τα ναρκωτικά, το τσιγάρο, ο αλκοολισμός.

Δεν κόβεται τρώγοντας λίγο. Χρειάζεται να βγει από την ζωή μας.

Αυτό που σίγουρα το θέλετε και εσείς, είναι να μην μας «ταΐζουν» ζάχαρη και μάλιστα κρυφά.

Ας δούμε όμως τι μας κάνει η μακροχρόνια χρήση ζάχαρης.

Επειδή είναι μια «τροφή» χωρίς θρεπτικά συστατικά «καίγεται» γρήγορα και τρελαίνει την ινσουλίνη σε τέτοιο βαθμό που δεν μπορεί να ισορροπήσει την γλυκόζη του αίματος στα επιθυμητά επίπεδα, αλλά την κατεβάζει και πιο κάτω. Αποτέλεσμα ο οργανισμός μας χτυπάει συναγερμό, ότι χρειάζομαι γλυκόζη κι εμείς έχουμε λιγούρα και ανεξέλεγκτη πείνα.

«Πέφτουμε με τα μούτρα» στο φαγητό ή σε γλυκό και ο φαύλος κύκλος συνεχίζεται. Το αποτέλεσμα γνωστό. Περιττό βάρος.

Ο οργανισμός μας μετά την επίθεση ζάχαρης, αμύνεται, μετατρέποντας ότι τρώμε σε γλυκόζη και φυσικά όταν γεμίσει την αποθήκη του, ότι περισσεύει το κάνει σε λίπος.

Πέρα από τον φαύλο κύκλο αυτού του ανεβοκατεβάσματος κάνει και άλλη άμεση ζημιά.

Για την πέψη της σπαταλά, βιταμίνες και μέταλλα από την «αποθήκη» του οργανισμού.

Έτσι, δεν φτάνει που δεν μας δίνει τίποτα πέρα από την γλύκα της, μας «κλέβει» και πολύτιμα υλικά που με τόσο κόπο μαζεύει το σώμα μας.

Φυσικά δεν σταματάει σε αυτά. Αλλοιώνει την γεύση μας σε τέτοιο βαθμό, ώστε πολλές φορές, όταν τρώμε ένα γλυκό φρούτο ή φαγητό να μην μας ικανοποιούν καθόλου τα φυσικά τους σάκχαρα που περιέχουν και να τα θεωρούμε, άνοστα.

Έτσι φτάνουμε στο σημείο, ο εθισμός να μεγαλώνει και τίποτε άλλο να μην μας «ανεβάζει» παρά μόνο η ζάχαρη(γλυκά, σοκολάτες, παγωτά και τροφές που την περιέχουν).

Όσο μεγαλώνει η κατανάλωσή της, τόσο μεγαλώνουν και τα προβλήματα. Φθείρει τα δόντια, μας φέρνει πιο κοντά στο ποτό, ακόμη πιο κοντά στον διαβήτη, στην δυσκοιλιότητα, στην δυσπεψία, στα προβλήματα εντέρου, στην πίεση(υψηλή ή χαμηλή), στην κατακράτηση υγρών, στην αφυδάτωση της επιδερμίδας.

Νομίζω ότι καταλάβατε γιατί η ζάχαρη είναι ο νούμερο 1 εχθρός της διατροφής μας και της υγείας μας, για αυτό, αφού ξέρουμε που βρίσκεται κρυμμένη, μπορούμε και θα πρέπει να την αποφεύγουμε.

Η γυμναστική με αδυνατίζει;

Η ακινησία του σώματος, είναι ένας σοβαρός παράγοντας, επηρεασμού του βάρους σας. Το ανθρώπινο σώμα έχει φτιαχτεί, για να τρέφεται και να κινείται.

Ο σημερινός τρόπος ζωής, η μείωση της χειρονακτικής εργασίας, η καθιστική ζωή και δουλειά, έχουν μειώσει κατά πολύ την κίνηση του σώματός σας.

Σημαντικό ρόλο σε αυτή την εξέλιξη έχει παίξει και η τηλεόραση. Πολλοί άνθρωποι ξοδεύουν πολύ χρόνο μπροστά στην τηλεόραση.

Πολλές φορές τρώμε μπροστά σε αυτήν. Η καθιστική ζωή και η

ακινησία, μας οδηγεί πολλές φορές και στην εύκολη λύση, στο πρόχειρο φαγητό. Έτσι σιγά-σιγά προσθέτουμε κιλά.

Η γυμναστική δεν είναι για όλους η λύση. Άλλοι δεν θέλουν και άλλοι δεν μπορούν. Ο καθένας μας, μπορεί να βελτιώσει την κίνηση του σώματός του.

Άλλος με έντονη γυμναστική, άλλος με δουλειές στο σπίτι, άλλος με βόλτα και περπάτημα, άλλος με κάποιο άθλημα. Ότι μπορεί και ότι ταιριάζει στον καθένα.

Η κίνηση κάνει το σώμα να λειτουργεί καλύτερα.

Η παράκρουση της εποχής για γυμναστική και αδυνάτισμα, είναι πλαστή.

Το λεπτό σώμα έχει να κάνει με την διατροφή και την φυσιολογική, ήρεμη ζωή.

Η κίνηση και η γυμναστική αναζωογονεί το σώμα και μας χαρίζει ευεξία, ο μηχανισμός όμως για γίνουμε λεπτοί βρίσκεται στην διατροφή μας.

Πρέπει να ζυγίζομαι και να μετράω τον ΔΜΣ(Δείκτης Μάζας Σώματος);

Αυτό το ακίνδυνο όργανο μέτρησης του βάρους μας, η ζυγαριά, μπορεί να γίνει εύκολα, εμμονή και τροχοπέδη στην διατροφή μας.

Μπορεί να μας οδηγήσει μέσω της απογοήτευσης και της κακής ψυχολογίας σε παραπάνω κιλά. Όταν προσπαθείς και η ζυγαριά κολλάει, είναι πολύ πιθανό, να αρχίσεις να τρως οτιδήποτε και έτσι να αποκτήσεις παραπάνω βάρος.

Μην χρησιμοποιείτε λοιπόν τις ζυγαριές ή κρύψτε τες, γιατί δεν τις χρειάζεστε.

Εάν κάποια στιγμή χρειαστεί να ελέγξετε το βάρος σας, κάντε το έξω από το σπίτι, σε κάποιο φαρμακείο.

Έτσι θα γλυτώσετε το άγχος, την απογοήτευση και ίσως και

Μυστική Διατροφή

μερικά περιττά κιλά.

Όσο για το ΔΜΣ(Δείκτη Μάζας Σώματος) είναι ένας δείκτης που σε βάζει σε πολύ συγκεκριμένα πλαίσια κατηγοριών: (Ελλειποβαρής, με ΔΜΣ κάτω από 18,5, φυσιολογικός με ΔΜΣ μέχρι 24.9, υπέρβαρος με ΔΜΣ μέχρι 29,9 και με ΔΜΣ από 30 και πάνω, παχύσαρκος).

Μακάρι να ήταν τόσο εύκολο οι άνθρωποι να χωριστούν με τέτοιο τρόπο.

Σίγουρα παίζει ρόλο, το ύψος, το φύλλο και το βάρος. Δεν είναι όμως τα μόνα. Η ηλικία, το λίπος, η σύνθεση και το βάρος των οστών, παίζουν σημαντικό ρόλο, τι βάρος πρέπει να έχει ο καθένας μας.

Αυτός ο δείκτης λοιπόν έχει ξεπεραστεί, ακόμη και με την απλή λογική. Και φυσικά στηρίζεται σε πρότυπα σώματος, που έχει επιβάλλει η μόδα, τα περιοδικά και τα οι εταιρείες τροφίμων.

Δεν χρειάζεται αυτός ο δείκτης στην ζωή μας. Ούτε τα πρότυπα που προβάλλει.

Ο καθένας μας γνωρίζει, πότε είναι παχύσαρκος, πότε έχει κανονικό βάρος, πότε έχει περιττά κιλά.

Τον ειδοποιεί το ίδιο του το σώμα και η υγεία του. Μην χρησιμοποιείτε τέτοιους δείκτες, που σας φορτώνουν με άγχος και λάθος πρότυπα.

Ακούστε το σώμα σας και βρείτε μόνοι σας το βάρος που σας ταιριάζει.

Εάν νοιώθετε και είστε αποδεδειγμένα υγιής, νοιώθετε ευεξία και σας αρέσει ο εαυτός σας, το βάρος σας, είναι αυτό που πρέπει.

Για να ξεκινήσω μια διατροφή, θα πρέπει να είμαι υγιής;

Θα ήταν ανεύθυνο και επικίνδυνο για έναν μη υγιή άνθρωπο να ακολουθήσει οποιαδήποτε διατροφή χωρίς ιατρική συμβουλή. Η τροφή, είναι φάρμακο για τον άνθρωπο. Σε ένα μη υγιή άνθρωπο, η τροφή μπορεί να λειτουργήσει σαν φαρμάκι.

Αυτό δεν έχει να κάνει με συγκεκριμένη διατροφή, αλλά ισχύει πάντα.

Κατά καιρούς, δίνονται στην δημοσιότητα χωρίς προειδοποίηση για μη υγιείς ανθρώπους, δίαιτες που θα μπορούσαν να σκοτώσουν και ελέφαντα.

Το γράψιμο αυτού του βιβλίου, έχει σαν σκοπό να βοηθήσει τους ανθρώπους και όχι να βάλλει σε κίνδυνο την υγεία τους.

Όσοι από εσάς, έχετε κάποια ασθένεια και παίρνετε φάρμακα για να την γιατρέψετε, ακολουθήστε τις οδηγίες του γιατρού σας.

Όταν γιατρευτείτε, τότε μπορείτε να χρησιμοποιήσετε τις πληροφορίες του, άφοβα.

Ασθένειες όπως χοληστερόλη και πίεση επί μακρόν διάστημα, καρδιαγγειακά νοσήματα, εγκεφαλικά, καρκίνοι, αλλά και παχύσαρκοι πάνω από 120 κιλά, χρειάζονται πρώτα από όλα την ιατρική υποστήριξη, ακόμα και εάν όλες αυτές οι ασθένειες, προκλήθηκαν από την διατροφή που ακολουθούσατε χρόνια.

Πρέπει να τρώω 5 γεύματα;

Πολλές δίαιτες και διατροφολόγοι υποστηρίζουν ότι πρέπει να τρώμε 5 γεύματα την ημέρα.

Αυτό δεν προκύπτει από καμμία σοβαρή έρευνα. Στηρίζεται στην εικασία ότι δεν πρέπει να αφήνουμε τον οργανισμό μας να πεινάει. Γενικά είναι σωστό. Όμως ας δούμε μερικά πράγματα που διαφεύγουν και είναι πολύ σημαντικά.

Το σώμα μας χρειάζεται χρόνο για την πέψη των τροφών. Περίπου 3-4 ώρες. Επίσης είναι αποδεδειγμένο ότι ένα υγιές σώμα πιο πολύ διψάει, παρά πεινάει.

Εάν τρώμε πέντε γεύματα την ημέρα, δυσκολεύουμε την πέψη του και πρακτικά δεν φθάνει η μέρα για να τα χωνέψουμε όλα.

Μυστική Διατροφή

Επίσης το συχνό φαγητό, προκαλεί συνεχή έκκριση ινσουλίνης με τα γνωστά αποτελέσματα.

Εκτός αυτού συνήθως τα δύο γεύματα που παρεμβάλλονται μεταξύ πρωϊνού-μεσημεριανού και μεσημεριανού-δείπνου, συνήθως είναι πρόχειρα σνακ που επιβαρύνουν το βάρος μας(π.χ μπάρες δημητριακών, τόστ κ.λπ).

Πιστέψτε με συνήθως δεν τα χρειαζόμαστε. Αν τρώμε σωστές και χορταστικές τροφές στα υπόλοιπα γεύματά μας, δεν θα τα έχουμε ανάγκη.

Άλλωστε δεν υπάρχει κανόνας. Το σώμα μας, ειδοποιεί πάντα όταν πεινάει και όταν διψάει. Ακούστε λοιπόν το σώμα σας και το πότε, πόσο και πως θα είναι παιχνιδάκι.

Πρέπει να τρώω τα ίδια και τα ίδια φαγητά;

Ένας από τους πιο σημαντικούς παράγοντες σε μια σωστή διατροφή είναι η ποικιλία των φαγητών. Πολλές δίαιτες βασίζονται σε μια πολύ μικρή ποικιλία τροφίμων και φαγητών. Πέραν του ότι είναι αναποτελεσματικές είναι και βαρετές.

Η συνήθεια πολλές φορές, κάνει τον οργανισμό νωχελικό και αντιδραστικό.

Ο τέλειος οργανισμός μας, θέλει ποικιλία. Είναι μαθημένος στις νοστιμιές και στις διαφορετικές γεύσεις.

Πέρα από αυτό, έχετε σκεφτεί ποτέ, ότι και μια φυσική τροφή μπορεί να σας πειράζει;

Αυτό το εκφράζει το σώμα μας με κάποιο τρόπο. Μπορεί να είναι φούσκωμα, διάρροια, πονοκέφαλος, δυσκοιλιότητα ή και κάτι άλλο.

Αν καταλαβαίνετε κάτι τέτοιο να κόβετε την τροφή αυτή για ένα διάστημα και μετά να την επαναφέρετε.

Βάλτε λοιπόν στην διατροφή σας, ποικιλία τροφών και κάντε τη μόνιμη συνήθεια για εσάς και την οικογένειά σας. Μην τρώτε το ίδιο φαγητό εάν μπορείτε, πριν περάσουν 3-4 ημέρες.

Αυτό δεν έχει να κάνει με τον τρόπο μαγειρέματος, αλλά κυρίως με το ίδιο το τρόφιμο.

Δηλαδή, το θέμα δεν είναι π.χ πως μαγειρέψατε τις φακές, αλλά να μην τις τρώτε κάθε μέρα.

Έχετε συνηθίσει να τρώτε πολλές από τις τροφές σας, πολύ συχνά.

Πρέπει να ξέρετε ότι ο οργανισμός μας χρειάζεται 3-4 ημέρες, για να αποβάλλει τελείως την τροφή που φάγαμε.

Έτσι αν κάποια τροφή σας πείραξε και δεν το καταλάβατε και την φάτε και την επόμενη μέρα, οι συνέπειες θα πολλαπλασιαστούν.

Εάν όμως τρώτε κάθε μέρα και άλλο φαγητό, δεν πρόκειται να βαρεθείτε ποτέ και μέχρι να φάτε το ίδιο τρόφιμο οι συνέπειές του θα έχουν εξαλειφθεί.

Με τις πληροφορίες που θα διαβάσετε στις επόμενες ενότητες του βιβλίου, δεν θα αντιμετωπίσετε δυσκολία, για να βρείτε τι θα μαγειρεύετε, καθημερινά.

Διαθέστε σαν οικογένεια μισή ώρα προς το τέλος της εβδομάδας, για να δείτε τι θα φάτε την επόμενη εβδομάδα και αυτό κάντε το μια όμορφη πρωτότυπη συνήθεια.

Και κάθε φορά που το κάνετε αυτό, αγοράστε όλα τα υλικά που χρειάζεστε για αυτά τα φαγητά και φέρτε τα στο σπίτι.

Αυτό θα σας βγάλει από μεγάλο άγχος και θα σας βοηθήσει να έχετε ποικιλία στα φαγητά σας. Επίσης θα σας απαλλάξει από το να παραγγέλνετε πρόχειρο φαγητό που σας παχαίνει.

Μυστική Διατροφή

Μήπως με παχαίνει και το αλάτι;

Το αλάτι επειδή είναι φυσικό προϊόν δεν παχαίνει, αλλά όταν γίνεται κατάχρηση, δημιουργεί σοβαρά προβλήματα στον οργανισμό.

Πρέπει να ξέρουμε ότι σχεδόν όλα τα τρόφιμα από μόνα τους, περιέχουν αλάτι.

Προσθέτοντας αλάτι αυξάνουμε πάρα πολύ την ποσότητα άλατος που παίρνουμε από τη διατροφή μας.

Οι καθημερινές ανάγκες του ανθρώπινου οργανισμού σε αλάτι δεν ξεπερνούν το ένα κουταλάκι του γλυκού.

Το πολύ αλάτι ανεβάζει την αρτηριακή πίεση. Προσέξτε τα τρόφιμα που αγοράζετε και ιδιαίτερα τα έτοιμα επεξεργασμένα φαγητά και τα γρήγορα γεύματα εκτός σπιτιού.

Κάθε γραμμάριο αλατιού δεσμεύει περίπου 70 γρ. νερού στους ιστούς του σώματος. Επομένως, η υπερβολική κατανάλωση μπορεί να δημιουργήσει κατακράτηση υγρών, με συνέπεια το γνωστό φούσκωμα.

Πολλοί άνθρωποι λόγω του φουσκώματος, ενώ ακολουθούσαν κάποια διατροφή, την διέκοψαν γιατί απογοητεύτηκαν.

Επίσης, η παρουσία μη ισορροπημένης ποσότητας, αλατιού και νερού στους ιστούς, προκαλεί επιβράδυνση της κυκλοφορίας του αίματος.

Συμβουλή: Προσοχή στα επεξεργασμένα όπως είναι οι έτοιμες σάλτσες ντομάτας, η μουστάρδα, οι έτοιμες σούπες, οι έτοιμοι ζωμοί, τα αλλαντικά, τα τσιπς, τα καπνιστά κρέατα και ψάρια, περιέχουν υψηλά ποσοστά αλατιού.

Επίσης μεγάλη προσοχή στα παστά τρόφιμα.

Προτιμήστε θαλασσινό αλάτι. Είναι πιο ακριβό, αλλά πιο γευστικό, χωρίς επεξεργασία και τελικά, επειδή σε καλύπτει μικρή ποσότητα, είναι και οικονομικό.

Σιάσιος Εμμανουήλ

Πόσο νερό πρέπει να πίνω;

Μην ξεχνάμε ότι το σώμα μας αποτελείται 70% από νερό και μέσω της διούρησης και του ιδρώτα αποβάλλει νερό καθημερινά.

Η ποσότητα του νερού στο σώμα σας μεταβάλλεται, λόγω των τροφών που περιέχουν και νερό, κυρίως τα λαχανικά και τα φρούτα και από το νερό που πίνουμε. Το νερό δεν είναι τροφή. Μας βοηθάει, να μην στεγνώνει το σώμα μας, μας ξεδιψάει και αποτοξινώνει τον οργανισμό.

Πολλές φορές θα δείτε να ισχύει: Διψούσαμε ενώ νομίζαμε ότι πεινούσαμε.

Για αυτό μην ξεχνάτε να πίνετε άφθονο νερό. Χρειαζόμαστε περισσότερο νερό το καλοκαίρι από τον χειμώνα.

Δεν χρειάζεται να υπερβάλλουμε και να πίνουμε με το ζόρι, ούτε να ξεχνάμε να πιούμε. Η υπερβολική κατανάλωση νερού επιβαρύνει τα νεφρά.

Δεν πρέπει να πίνουμε νερό, στη διάρκεια του φαγητού ή αμέσως μετά, γιατί δεν βοηθάει την πέψη.

Αν θέλετε πιο καθαρό νεράκι, βάλτε ένα απλό φίλτρο στην βρύση σας. Τα εμφιαλωμένα νερά δεν είναι πάντα υγιεινά, λόγω της πλαστικής συσκευασίας τους, για αυτό θέλουν προσοχή. Αν όμως επιμένετε, προτιμήστε αυτά που είναι σε γυάλινα μπουκάλια και τα φυσικά αεριούχα νερά.

Το είδα στην τηλεόραση είναι σωστό;

Όταν βλέπουμε στην τηλεόραση διαφημίσεις που αφορούν τροφές, πρέπει να έχουμε κατά νου, ότι πίσω από την φανταχτερή διαφήμιση και τα όμορφα και λεπτά άτομα που τις διαφημίζουν, κρύβεται το κέρδος της εταιρείας που το παράγει.

Αυτό λοιπόν που προβάλλουν είναι το πόσο καλό κάνει στην υγεία μας και φυσικά ότι δεν μας παχαίνουν.

Μυστική Διατροφή

Επίσης θα μας πουν πόσο λίγες θερμίδες και λιπαρά έχουν.

Ποτέ δεν θα ακούσουμε στην διαφήμιση να αναφέρουν τα συστατικά του τροφίμου, γιατί τότε δεν θα το αγόραζε κανένας. Να μας πουν δηλαδή πως περιέχει ζάχαρη και χημικά πρόσθετα.

Μην πιστεύετε λοιπόν τις διαφημίσεις τροφίμων που βλέπετε και ακούτε στα ΜΜΕ.

Τα πραγματικά φυσικά τρόφιμα, όπως θα έχετε παρατηρήσει, δεν χρειάζονται διαφήμιση, πουλάνε από μόνα τους.

Μάθετε και στα παιδιά σας να μην εμπιστεύονται τις διαφημίσεις των και να επιλέγουν τρόφιμα με κριτήριο, την φυσικότητά τους.

Επίσης πολλές φορές βλέπουμε διατροφολόγους αλλά και σεφ στην τηλεόραση να προβάλλουν διάφορες απόψεις και διάφορες συνταγές και μέσα από το ότι είναι επώνυμοι να πείθουν. Μην τους ακούτε.

Όλα δεν ισχύουν για όλους και τα υγιεινά πιάτα και οι γκουρμέ λιχουδιές, σχεδόν πάντα, κρύβουν επεξεργασμένες τροφές, που έτσι διαφημίζονται.

Κεφάλαιο 3: Προετοιμασία

Τι πρέπει να κάνω για να ξεκινήσω να τρώω σωστά;

Πρώτα από όλα πρέπει να είστε υγιείς. Η θεωρία: Δεν έχω πάει ποτέ σε γιατρό, άρα είμαι υγιής, δεν ισχύει.

Επισκεφτείτε τον γιατρό σας για μια γενική εξέταση και εξέταση αίματος. Διαπιστώστε πως όλα είναι καλά με την υγεία σας.

Δεύτερον, αν παίρνετε φάρμακα, ακόμη δεν είστε έτοιμος. Συνεχίστε την αγωγή του γιατρού σας και όταν σας πει, ότι είστε καλά, τότε είστε έτοιμος.

Τρίτον, αδειάστε τα ντουλάπια της κουζίνας σας και το ψυγείο σας από τρόφιμα που είναι επεξεργασμένα.

Ότι περιέχει, ζάχαρη σε οποιαδήποτε μορφή και χημικά πρόσθετα δεν είναι καλό για εσάς. Θα το διαπιστώσετε από την ετικέτα ΣΥΣΤΑΤΙΚΑ που θα βρείτε στην κάθε συσκευασία. Μην εξαιρέσετε από αυτήν την διαδικασία, κανένα τυποποιημένο τρόφιμο. Επίσης πετάξτε όλα τα light τρόφιμα από το ψυγείο σας.

Συζητήστε με την οικογένειά σας για την απόφασή σας: Ότι θα αρχίσετε να τρώτε πραγματικά υγιεινά και ζητήστε την υποστήριξή τους.

Τώρα είστε έτοιμοι να αρχίσετε. Φτιάξτε ένα ενδεικτικό πρόγραμμα με τις τροφές που θέλετε να φάτε μέσα στην εβδομάδα και ξεκινήστε να πάτε για ψώνια.

Πέντε σημεία πρέπει να είναι αυτά που θα επισκέπτεστε από εδώ και πέρα:

Η λαϊκή αγορά ή ο μανάβης σας: Για φρούτα, λαχανικά, μυρωδικά, βότανα, αυγά και όσπρια.

Ο χασάπης σας ή κάποια καλή κρεαταγορά: Για τα κρεατικά σας, τα πουλερικά σας ή και τα αυγά σας.

Μυστική Διατροφή

Ο ψαράς σας ή στην ψαραγορά που εμπιστεύεστε: Για τα ψάρια σας, τα μαλάκια(καλαμάρια, χταπόδια, σουπιές, γαρίδες, καραβίδες) και τα όστρακα (μύδια, γυαλιστερές, πετροσωλήνες, κ.λπ)

Σούπερ μάρκετ: Μόνο για τα γαλακτοκομικά σας. Πολύ αραιά: Ζυμαρικά, ρύζι, νιφάδες βρώμης.

Επίσης μπορείτε αραιά, να αγοράζετε ψωμί από όπου πιστεύετε ότι θα είναι καθαρό από ζάχαρη, πολύ αλάτι και χημικά πρόσθετα. Φυσικά το καλύτερο είναι το σπιτικό ψωμί.

Είστε πλέον έτοιμοι! Ξενοιάσατε από δίαιτες, χαμηλά λιπαρά, θερμίδες, χάπια και σκευάσματα αδυνατίσματος και επεξεργασμένες τροφές. Ξεκινήστε μια καινούρια ζωή!

Συνεχίστε να διαβάζετε. Θα δούμε παρακάτω τι μπορείτε να κάνετε με τις φυσικές τροφές που επιλέξατε να έχετε στο σπίτι σας.

Τώρα μπορώ να τρώω ότι θέλω, όσο θέλω, όποτε θέλω;

Όλοι οι άνθρωποι είμαστε μοναδικοί. Όλοι αξίζουμε το ίδιο αλλά είμαστε διαφορετικοί.

Θα ήταν επιπολαιότητα να τρώμε όλοι τα ίδια, τις ίδιες ποσότητες και όποτε θέλουμε.

Ο κάθε άνθρωπος ανάλογα με τον σωματότυπο και το βάρος που έχει θα πρέπει και να προσαρμόσει την διατροφή του, ανάλογα.

Ένας είναι ο κοινός μας κανόνας: Να αποφεύγουμε τα επεξεργασμένα τρόφιμα και κυρίως τους επεξεργασμένους υδατάνθρακες.

Μέχρι τώρα τρώγατε πολλές από αυτές τις τροφές και οι περισσότεροι, άσχετα από το βάρος σας, είχατε απίστευτες λιγούρες.

Το πρώτο λοιπόν που πρέπει να κάνετε, αφού καθαρίσατε το

σπίτι σας από αυτές τις τροφές, να καθαρίσετε και τον οργανισμό σας.

Αυτό πρέπει να γίνει, γιατί έχετε συνηθίσει να τρώτε επεξεργασμένες τροφές.

Ο οργανισμός μας, χρειάζεται κάποιες μέρες για να αποβάλλει όλες τις ουσίες αυτών των τροφών.

Όταν αυτό γίνει θα μειωθούν και οι λιγούρες σας, που τις πρώτες μέρες θα είναι δυνατότερες.

Μια εβδομάδα λοιπόν χωρίς καθόλου επεξεργασμένες τροφές είναι για τους περισσότερους, υπεραρκετές για να φέρουν τον οργανισμό τους σε ένα καλό σημείο αποτοξίνωσης και μιας νέας εκκίνησης.

7ήμερο πρόγραμμα για τις λιγούρες

Στο πρόγραμμα αυτό μπορούν να συμμετέχουν όλοι όσοι έχουν λιγούρες και τρώγανε επεξεργασμένες τροφές. Απαραίτητη προϋπόθεση να είστε υγιείς.

Τρόφιμα που μπορείτε να χρησιμοποιήσετε:

Φρέσκο κρέας χοιρινό: Όποιο μέρος προτιμάτε.

Φρέσκο κοτόπουλο ολόκληρο ή μέρη που προτιμάτε.

Φρέσκο μοσχάρι, όποιο μέρος προτιμάτε

Μπέικον από κρεοπωλείο(όχι τυποποιημένα)

Καλαμαράκια, σουπιές, γαρίδες, καραβίδες, (φρέσκα).

Φρέσκα ψάρια.

Φακές, φασόλια, ρεβύθια, φάβα(προτιμάτε Ελληνικά όσπρια)

Ελιές μόνο με λάδι και μυρωδικά.

Αυγά φρέσκα (προτιμάτε μικρούς παραγωγούς)

Γάλα φρέσκο πλήρες.

Γιαούρτι πλήρες με συστατικά: 100% φρέσκο γάλα και καλλιέργεια γιαούρτης.

Παρθένο Ελαιόλαδο

Μυστική Διατροφή

Νιφάδες βρώμης(τύπου κουάκερ). Προσοχή στα συστατικά.

Λαχανικά και σαλάτες: Λάχανο, κουνουπίδι, μπρόκολο, ρόκα, μαρούλι, ντομάτα ανάλογα με την εποχή τους, φασολάκια, κολοκυθάκια, μπάμιες, χόρτα, μελιτζάνες, πιπεριές, κρεμμύδια, σκόρδα και μυρωδικά. Αποφύγετε για αυτό το 7ήμερο: πατάτες, μανιτάρια, καρότα, σάλτσες, γιατί δεν θα σας βοηθήσουν με τις λιγούρες. Είναι όμως φυσικά τρόφιμα και θα τα εντάξετε, αργότερα.

Εφαρμόστε αυτό το παρακάτω ενδεικτικό πρόγραμμα και παρατηρήστε πως νοιώθετε. Θα γνωρίσετε ίσως για πρώτη φορά την ευεξία και αν αντέξετε τις λιγούρες, στο τέλος της εβδομάδας θα έχετε χάσει και βάρος.

Προσέξτε τα υλικά σας να μην περιέχουν ζάχαρη και οτιδήποτε άλλα χημικά πρόσθετα. Αν δείτε κάποιο γεύμα που δεν σας αρέσει αντικαταστήστε το με κάποιο από τα υπόλοιπα. Επίσης αν διαπιστώσετε ότι κάποιο γεύμα σας πειράζει(φούσκωμα, πονοκέφαλος), κυρίως από τα πρωινά, αντικαταστήστε το με κάποιο από τα υπόλοιπα

(τα πιο πιθανά να σας πειράξουν είναι το γάλα ή οι νιφάδες βρώμης). Μην το παρακάνετε με τις επαναλήψεις φαγητών.

Επίσης μπορείτε αν δεν σας πειράζει, να τρώτε ένα πλήρες γιαούρτι όποτε θέλετε μόνο του. Αν δείτε φούσκωμα ή λιγούρα, κόψτε το αμέσως.

Το πρόγραμμα είναι ενδεικτικό. Φτιάξτε το όπως σας βολεύει.

Συμβουλή: Τρώτε κανονικές μερίδες και πίνετε άφθονο νερό.

Πριν ξεκινήσετε ρίξτε μια ματιά στο Τροφολόγιο στο τέλος του βιβλίου για να δείτε αναλυτικές πληροφορίες για τα τρόφιμα που θα καταναλώσετε.

Πρωί(ενδεικτικά):

2 αυγά βραστά ή ένα ποτήρι φρέσκο γάλα πλήρες ή Ομελέττα (αυγά, καθαρό μπέικον) ή νιφάδες βρώμης με γάλα(μικρό μπωλ) ή ομελέττα με αυγά

Σιάσιος Εμμανουήλ

Μεσημέρι(ενδεικτικά , 7 γεύματα διαφορετικά)
Χοιρινό κρέας ψητό ή βραστό, με σαλάτα ή βραστά λαχανικά
Καλαμάρια με σαλάτα ή σουπιές με σπανάκι
Κοτόπουλο ψητό ή βραστό, με σαλάτα ή βραστά λαχανικά .
Φασόλια σαλάτα με κρεμμύδι και μαϊντανό
Μοσχάρι βραστό με σαλάτα ή βραστά λαχανικά
Ψάρι με σαλάτα βραστών ή ωμών λαχανικών.
Βράδυ
Το ίδιο με το μεσημέρι

Πέρασαν 7 μέρες χωρίς επεξεργασμένες τροφές και ήδη νοιώθετε καλύτερα.
Οι λιγούρες σε άλλους σταμάτησαν και σε άλλους υποχώρησαν.
Μαζί με τις λιγούρες, χάσατε και βάρος.
Όσοι από εσάς εξακολουθούν να έχουν ακόμα λιγούρες, καλό είναι να συνεχίσουν όσο χρειαστεί.
Σίγουρα σε αυτές τις 7 ημέρες, θα είδατε αν κάτι από αυτά τα φυσικά τρόφιμα σας πείραξε ή δυνάμωσε τις λιγούρες σας. Κόψτε το και συνεχίστε με τα υπόλοιπα τρόφιμα. Δεν είναι υποχρεωτικό να τρώτε τα ίδια φαγητά που ενδεικτικά σας πρότεινα.
Π.χ φάγατε μπριζόλα χοιρινή, φάτε χοιρινό με σέλινο. Φάγατε καλαμαράκια, φάτε τώρα χταπόδι ή γαρίδες. Φάγατε φακές, φάτε τώρα ρεβύθια ή φάβα. Νομίζω καταλάβατε πως θα το λειτουργείτε. Έτσι δεν θα βαρεθείτε.
Για όσους απαλλάχθηκαν εντελώς, ας είναι σε επιφυλακή, γιατί οι λιγούρες μπορεί να επανέλθουν, εάν επανέλθουν οι επεξεργασμένες τροφές.

Κεφάλαιο 4 : Χάσιμο βάρους

Έχω λίγα κιλά παραπάνω, τι να τρώω;

Το 7ήμερο πρόγραμμα σας έκανε καλό στις λιγούρες και έρριξε και το βάρος σας.

Αν χρειάζεται να χάσετε κι άλλο βάρος μην αγχώνεστε.

Έχοντας σαν βάση το 7ήμερο πρόγραμμα για τις λιγούρες, να προσθέτετε κάθε εβδομάδα μία-μία τροφή μέχρι να φτάσετε να τρώτε όλες τις φυσικές τροφές που αναφέραμε παραπάνω.

Π.χ τυριά, πατάτες, μανιτάρια, φρούτα, ξηρούς καρπούς και σπόρους κ.λπ

Αν κάποια από αυτές που προσθέτετε δείτε να σας πειράζει, να την κόβετε, για να την επαναφέρετε αργότερα.

Φυσικά δεν θα τρώτε επεξεργασμένες τροφές, μέχρι να φτάσετε στο κανονικό σας βάρος και να το σταθεροποιήσετε.

Όταν φτάσετε να ελέγχετε το βάρος σας τότε:

Έχω κανονικό βάρος, δεν έχω πια λιγούρες. Τι θα τρώω;

Είστε το καλύτερο παράδειγμα για μίμηση. Για να παραμείνετε έτσι, θα πρέπει να έχετε στο μυαλό σας ένα και μοναδικό κανόνα:

Μην τρώτε επεξεργασμένους υδατάνθρακες και γενικά επεξεργασμένες τροφές.

Αν κάποια στιγμή αποφασίσετε να τις φάτε, προσέξτε να μην γίνει κακιά συνήθεια.

Βέβαια αν επιστρέψουν οι λιγούρες, τότε επιστρέψτε στο 7ήμερο πρόγραμμα του βιβλίου για τις λιγούρες, για όσο χρειαστεί.

Με αυτή την διατροφή θα διατηρείτε το βάρος σας στα κανονικά επίπεδα και την υγεία σας σε άριστη κατάσταση.

Οι φυσικές ζωικές και φυτικές τροφές που περιγράφονται στο τέλος του βιβλίου μπορεί να είναι ο μόνιμος οδηγός διατροφής σας, σε όλη σας την ζωή.

Ακολούθησα με επιτυχία το 7ήμερο πρόγραμμα και οι λιγούρες υποχώρησαν. Πρέπει όμως, να χάσω αρκετά κιλά (υπέρβαρος ή παχύσαρκος), τι θα τρώω;

Είστε αυτοί οι άνθρωποι, που με έσπρωξαν να γράψω αυτό το βιβλίο.

Σίγουρα είστε η ομάδα που έχει περάσει τα περισσότερα από όλους όσους διαβάζουν αυτό το βιβλίο.

Ανάμεσά σας, είμαι σχεδόν σίγουρος, ότι δεν υπάρχει ούτε ένας, που να μην έχει κάνει δίαιτα, έστω και μια φορά.

Είμαι σίγουρος ότι έχετε προσπαθήσει πολύ, για να χάσετε βάρος και πολλοί από εσάς το έχετε καταφέρει προσωρινά.

Κάποιοι από εσάς, πήρατε χάπια για να αδυνατίσετε, με την ελπίδα να λύσετε το πρόβλημα. Είναι σίγουρο ότι μετράγατε θερμίδες και αποφεύγατε τα λίπη. Αυτό δεν σας βοήθησε να διώξετε το περιττό βάρος. Ο οργανισμός σας θα κάνει καιρό να συνέλθει. Ξέρω πολύ καλά ότι δεν είχατε καλή ψυχολογία και υψηλή αυτοεκτίμηση. Γνωρίζω ότι μπορεί να έχετε εισπράξει ρατσισμό, για το σώμα σας. Επίσης αυτό που ξέρω σίγουρα, είναι ότι δεν θέλετε να έχετε αυτό το βάρος.

Όμως τώρα κάνατε μια αρχή! Θα κάνετε κάτι για το σώμα σας, που τόσο έχετε παραμελήσει.

Ακολουθήσατε με επιτυχία το 7ήμερο πρόγραμμα και κάνατε μια καινούρια αρχή. Χάσατε και κάποια κιλά. Αυτό είναι μεγάλη νίκη για εσάς, γιατί είναι η πρώτη φορά, που χάνετε βάρος με φυσικά τρόφιμα και οι λιγούρες έχουν μειωθεί.

Όσο πιο δυνατός ξεκινήσετε αυτή την μόνιμη προσπάθεια, αυτής

Μυστική Διατροφή

της διατροφής τόσο πιο καλά θα είναι τα αποτελέσματα.

Με αυτή την διατροφή και τα τόσα φρέσκα τρόφιμα που περιέχει δεν θα βαρεθείτε, ούτε θα πεινάσετε ποτέ.

Οι μεγάλες ποσότητες φαγητού που τρώγατε, δεν είναι η νούμερο ένα αιτία που παχύνατε, αλλά οι τροφές που τρώγατε.

Όμως επειδή το σώμα σας, είναι επιβαρυμένο από όλα αυτά που έχετε περάσει, καλό είναι να έχετε το νου σας και στην ποσότητα του φαγητού σας.

Το «Μέτρον Άριστον» των αρχαίων μας προγόνων, να το κουβαλάτε πάντα στο πιάτο σας.

Εάν συνεχίζετε να είστε υγιής, συνεχίστε το επταήμερο πρόγραμμα για τις λιγούρες για όσο καιρό χρειαστεί.

Επικεντρώστε κυρίως σε αυτές τις τροφές:

Κρέατα και πουλερικά, ψάρια, αυγά, λαχανικά(εκτός πατάτες, μανιτάρια), σαλάτες, όσπρια, γιαούρτι ή γάλα.

Φρόντισε να είναι όλα φυσικά και φρέσκα. Να χρησιμοποιείτε παρθένο ελαιόλαδο στα φαγητά σας και ότι φρέσκα μυρωδικά σας αρέσουν.

Μην τρώτε καθόλου επεξεργασμένες τροφές γιατί θα σας επαναφέρουν τις λιγούρες και άλλα κιλά. Φυσικά αποφεύγετε και τα light προϊόντα.

Εάν μπορείτε, φαγητό που φάγατε, να αργείτε να το ξαναφάτε.

Σίγουρα θα δυσκολευτείτε, με το κόψιμο του πρόχειρου φαγητού, της ζάχαρης και όλων των τροφίμων που την έχουν πρόσθετο συστατικό. Επίσης θα δυσκολευτείτε με το κόψιμο όλων των επεξεργασμένων τροφίμων που περιέχουν χημικά πρόσθετα.

Θα σας λείπει επίσης το ψωμί, τα ζυμαρικά, το ρύζι.

Όμως το αποτέλεσμα στο βάρος σας και την διάθεσή σας, θα είναι κάθε μέρα και πιο ορατά.

Από τα πιο σημαντικά για να πετύχετε, είναι να βρείτε την χαμένη σας αυτοπεποίθηση και την αγάπη για το σώμα σας.

Άσχετα αν είστε άντρας ή γυναίκα, αρχίστε να περιποιείστε το σώμα σας από πάνω μέχρι κάτω. Από τα μαλλιά έως τα νύχια των ποδιών σας. Αυτό θα σας βοηθήσει να το γνωρίσετε και να το αγαπήσετε.

Όλα τα άλλα αφήστε τα στις φυσικές τροφές που σας προτείνω. Είναι δύσκολος ο δρόμος, αλλά αξίζει. Μην αφήσετε ποτέ τον εαυτό σας να φτάσει στις επεμβάσεις παχυσαρκίας.

Κάτι τελευταίο: Βάλτε στην ζωή σας με όποιο τρόπο σας βολεύει την κίνηση.

Η κίνηση με όποια μορφή μπορείτε, κυρίως έξω από το σπίτι, σας προσφέρει πέρα από την καλύτερη λειτουργία του οργανισμού και καλύτερη διάθεση και ψυχολογία.

Συμβουλή: Μην ζυγίζεστε συχνά.

Με αυτή την διατροφή, πρώτα θα χάνετε πόντους περιμετρικά από παντού και μετά θα ακολουθούν τα κιλά. Ο λόγος είναι ότι χάνετε λίπος που είναι ελαφρύ και έτσι δεν φαίνεται άμεσα στο ζύγισμα. Θα εκπλαγείτε με το αποτέλεσμα!

Θα παρατηρήσετε: Ενώ τα κιλά σας δεν «πέφτουν» γρήγορα, το σώμα σας γίνεται όλο και πιο ομοιόμορφο, χάνετε όγκο χωρίς να χάνετε μυϊκό ιστό και αυτό σας κάνει να νοιώθετε υπέροχα. Κάποια στιγμή θα φτάσετε να μην σας ενδιαφέρει καθόλου το ζύγισμα.

Όταν με το καλό φτάσετε στο κανονικό σας βάρος ή με λίγα κιλά παραπάνω, διαβάσατε ήδη πιο πάνω τι θα κάνετε για να εντάξετε και άλλα φυσικά τρόφιμα στην διατροφή σας.

Ακόμη και τότε εσείς μην το ξεχάσετε: Οι επεξεργασμένες τροφές παχαίνουν.

Μυστική Διατροφή

Υπάρχουν κάποιες πρακτικές συμβουλές για να μείνω μακριά από τις επεξεργασμένες τροφές;

Μερικές πρακτικές συμβουλές είναι:

Εάν δεν έχετε την λύση του χωριού σας ή μιας κοντινής επαρχίας που να σας εξασφαλίζει τα φρούτα σας και τα λαχανικά σας, να ψωνίζετε από την λαϊκή αγορά που στήνεται στην γειτονιά σας. Να προτιμάτε τους μικρούς παραγωγούς και τους μικρούς πάγκους, που έχουν πολλά λαχανικά και φρούτα σε μικρές ποσότητες. Έτσι έχετε μεγάλη πιθανότητα να γλυτώσετε από πολλά κιλά φυτοφάρμακα.

Τα φρούτα και τα λαχανικά που αγοράζετε από την λαϊκή αγορά, λογικά μετά από 2-3 μέρες πρέπει να αρχίσουν να ωριμάζουν και να αλλοιώνονται(εκτός πατάτες, κρεμμύδια, σκόρδα), αν αυτό δεν συμβαίνει είναι γεμάτα φυτοφάρμακα. Σημαίνει ότι από αυτόν τον πάγκο δεν ξαναψωνίζετε. Φυσικά καλό είναι να τα ψάλλετε στον παραγωγό.

Μην αγοράζετε συχνά ψάρια από την λαϊκή αγορά, γιατί το πιο πιθανό είναι να μην είναι τόσο φρέσκα και να είναι ταλαιπωρημένα. Εάν έχετε κάποιον γνωστό ψαρά ή ψαράδικο, προτιμήστε να τα αγοράζετε από εκεί. Μην προτιμάτε ψάρια εισαγόμενα ή ιχθυοκαλλιέργειας. Απλώς να ξέρετε ότι την προέλευση των ψαριών, είναι δύσκολο να την ελέγξετε.

Εάν μπορείτε να προγραμματίζετε σαν οικογένεια τι θα φάτε κάθε εβδομάδα, τότε τα ψώνια σας για φαγητό θα είναι συγκεκριμένα και έτσι θα κάνετε οικονομία. Μην ψωνίζετε π.χ κρέατα για μεγάλο χρονικό διάστημα. Έτσι δεν θα τρώτε κρέατα επί μακρόν κατεψυγμένα και θα έχετε περισσότερα λεφτά στο πορτοφόλι σας. Γενικά οι μαζικές αγορές σε τρόφιμα δεν είναι υγιεινές και είναι και αντιοικονομικές.

Πλαισιώστε την κουζίνα σας με σκεύη, εξαρτήματα και εργαλεία που θα σας επιτρέπουν, ότι τρώτε, να το φτιάχνετε στην κουζίνα σας. Κάντε την ζωή στην κουζίνα σας εύκολη, για να μπορείτε να μαγειρεύετε και να απολαμβάνετε το φρέσκο θρεπτικό και ακίνδυνο φαγητό της οικογένειας.

Αδειάστε τα ντουλάπια σας και το ψυγείο σας, από τα χημικά «τρόφιμα» που μπορεί να έχετε και αντικαταστήστε τα με φρέσκες φυσικές ζωικές και φυτικές τροφές. Θα νοιώσετε πολύ καλύτερα.

Δηλώστε σε όλους τους φίλους σας και τους κοντινούς συγγενείς, ότι δεν τρώτε πια επεξεργασμένες τροφές και εξηγήστε τους γιατί το κάνετε.

Μην ντρέπεστε όταν σας καλούν για φαγητό, να επιλέγετε να βάζετε στο πιάτο σας τροφές που δεν είναι επεξεργασμένες, αλλά φυσικές και φρέσκες. Μάθετε να λέτε όχι.

Στην δουλειά σας να πηγαίνετε προετοιμασμένοι, με το κολατσιό σας, αλλιώς θα πέσετε πάλι στις επεξεργασμένες τροφές. Μια καλή λύση είναι να καθιερώσετε να τρώτε πρωινό στο σπίτι, με όλη την οικογένεια.

Πέστε όχι, σε φίλους που σας κερνάνε διάφορα επεξεργασμένα (γλυκά, μπισκοτάκια, παγωτά, τυροπιττοειδή, κ.λπ). Εξηγήστε τους γιατί δεν τα τρώτε και ποια διατροφή ακολουθείτε.

Όσοι μένετε σε μεγάλες πόλεις(κυρίως Αθήνα, Θεσσαλονίκη), μπορείτε να αγοράζετε κάποια τρόφιμα, όπως κρέας, τυριά, ελιές και λάδι, από κάποιο χωριό διπλανού νομού, από μικρούς παραγωγούς. Και μια φορά το μήνα, να το κάνετε, σαν εκδρομή, θα βγείτε κερδισμένοι. Τα τρόφιμα αυτά, που θα πάρετε από το χωριό, θα έχουν άλλη γεύση και δεν θα έχουν φυτοφάρμακα και συντηρητικά. Θα είναι φρέσκα και φυσικά.

Εάν έχετε χώρο στο μπαλκόνι σας ή στην αυλή σας ή στο κήπο σας, φυτέψτε λαχανικά και μυρωδικά εποχής για να έχετε τα δικά σας φρέσκα φυσικά προϊόντα. Ψάξτε για ελληνικούς σπόρους και προσοχή στους μεταλλαγμένους. Προτιμήστε σπόρους από μικρούς παραγωγούς.

Μέσα από την γνώση σας για τα επεξεργασμένα τρόφιμα, που αποκτήσατε από αυτό το βιβλίο, οι επιλογές σας θα πολλαπλασιαστούν και σε άλλα «χημικά» που κυκλοφορούν στην ζωή σας και είναι στο χέρι σας να στραφείτε σε καθαρότερα προϊόντα. Τέτοια είναι τα συμβατικά φάρμακα, τα προϊόντα καθαριότητας, τα καλλυντικά, τα αποσμητικά.

Όλα αυτά κάνουν κακό στην υγεία σας και κάποια από αυτά(π.χ τα φάρμακα), σας παχαίνουν.

Συνεχίστε αυτόν τον κατάλογο των μικρών συμβουλών μόνοι σας, ακολουθήστε τον και διαδώστε τον.

Τροφολόγιο

Πως λειτουργεί

Το Τροφολόγιο περιέχει μόνο φυσικές ζωικές και φυτικές τροφές.

Επίσης περιέχει μερικές τροφές που έχουν υποστεί μόνο μηχανική επεξεργασία (ψωμί, ζυμαρικά, ρύζι κ.λπ). Ειδική μνεία γίνεται για δύο τροφές για διαφορετικούς λόγους. Το μέλι και την σοκολάτα.

Επίσης προτείνονται μερικά βότανα που τονώνουν και αποτοξινώνουν τον οργανισμό.

Θα παρατηρήσετε πως δίπλα σε κάθε τροφή υπάρχει μία ένδειξη που δηλώνει ποιος μπορεί να τρώει αυτήν την τροφή, σύμφωνα με την κατηγορία του βάρους του.

Το «Κ-Β» σημαίνει: όσοι έχουν κανονικό βάρος.

Το «Λ-Π-Κ» σημαίνει: όσοι έχουν λίγα περιττά κιλά

Το «Υ- Π» σημαίνει: όσοι είναι υπέρβαροι ή παχύσαρκοι

Η περίοδος που δεν επιτρέπεται να τρώει μια τροφή κάποιος διαρκεί μέχρι να φτάσει στην κατηγορία βάρους που επιτρέπεται.

Παράδειγμα: Ο παχύσαρκος ή υπέρβαρος(Υ-Π), δεν επιτρέπετε να τρώει ζυμαρικά. Όταν φτάσει στην κατηγορία : Λίγα περιττά κιλά (Λ-Π-Κ) θα μπορεί να τρώει ζυμαρικά σε αραιά διαστήματα.

Όταν θα φτάσει στην κατηγορία: Κανονικό Βάρος(Κ-Β) που σημαίνει ελέγχω το βάρος μου, θα μπορεί να τρώει πιο συχνά, αν το επιλέξει.

Νομίζω καταλάβατε πως λειτουργεί. Απλά σας το εξήγησα για να μην απογοητεύεστε.

Χρησιμοποιήστε το Τροφολόγιο σαν μόνιμο οδηγό για την διατροφή σας.

Μυστική Διατροφή

Πρώτη κατηγορία
Κρέατα(Κ-Β, Λ-Π-Κ, Υ-Π)

Όλα τα κρέατα που προέρχονται από ζώα ή πουλερικά, είναι κυρίως πρωτεΐνη και λίπος. Όπως μάθαμε, δεν παχαίνουν γιατί δεν προκαλούν την έκκριση ινσουλίνης.

Το κρέας χωρίζετε σε κόκκινο και άσπρο.

Κόκκινο κρέας είναι: το χοιρινό, το μοσχάρι, το αρνί και το κατσίκι.

Άσπρο κρέας είναι: το κοτόπουλο, η γαλοπούλα, το κουνέλι, η πάπια.

Το κρέας είναι από τις βασικότερες τροφές εδώ και αιώνες και λόγω των πρωτεϊνών υψηλής ποιότητας που περιέχει, είναι ο θεμέλιος λίθος για την αύξηση του μυϊκού ιστού. Είναι η καλύτερη πηγή αιμικού σιδήρου, που από το όνομά του καταλαβαίνετε ότι έχει σχέση με το αίμα σας. Ο αιμικός σίδηρος λοιπόν, είναι απαραίτητος για την παραγωγή υγιούς αίματος.

Το κρέας περιέχει επίσης μια μεγάλη ποικιλία σημαντικών θρεπτικών συστατικών. Βιταμίνη D, βιταμίνες του συμπλέγματος B, ιδιαιτέρως την B12, καθώς επίσης και ψευδάργυρο και σελήνιο.

Τα είδη των λιπαρών που υπάρχουν στο κρέας είναι σχεδόν ομοιόμορφα κατανεμημένα ανάμεσα σε κορεσμένα και μονοακόρεστα λιπαρά.

Μάλιστα, αρκετά μέρη κρέατος μπορεί να περιέχουν λιγότερο και από 10% λίπος.

Φυσικά τα εμφανή του λίπη δεν χρειάζεται να τα τρώμε.

Τα κρέατα όταν δεν είναι τυποποιημένα, ή συσκευασμένα γενικά είναι μια ακίνδυνη τροφή. Αυτό που την κάνει επικίνδυνη και πολλές φορές παχυντική είναι η ποιότητα των ζωοτροφών που μεγαλώνουν αυτά τα ζώα ή τα πουλερικά.

Αυτό είναι αρκετά δύσκολο για τον καταναλωτή να το ξέρει.

Σιάσιος Εμμανουήλ

Αυτό που μπορείτε να κάνετε καταρχήν, είναι να αποκλείσετε τα εισαγόμενα κρέατα. Στραφείτε στους ντόπιους κτηνοτρόφους και στους κρεοπώλες της γειτονιάς σας. Οι περισσότεροι από εσάς έχετε κάποια σχέση με κάποιο μέρος στην επαρχία.

Παραγγείλετε κρέας από κει από μικρές παραγωγικές μονάδες. Επίσης σπιτικά λουκάνικα, ζαμπόν και μπέικον. Θα τρώτε έτσι πιο νόστιμα και πιο καθαρά κρέατα.

Μια άλλη λύση, εφόσον η πρώτη είναι αδύνατη, είναι το κρεοπωλείο της γειτονιάς.

Δεν είναι τόσο απρόσωπο και μπορείτε να μάθετε περισσότερες πληροφορίες για αυτό που αγοράζετε.

Έτσι θα γλυτώσετε πολλά φυτοφάρμακα που περνάνε στα κρέατα από τις ζωοτροφές και από κει στο σώμα σας. Επίσης πακεταρισμένα και τυποποιημένα κρέατα, οποιασδήποτε προελεύσεως, όλο και κάτι παραπάνω περιέχουν που μπορεί να σας βλάψουν ή να σας παχύνουν.

Οι λύσεις που σας προτείνω, ίσως είναι λίγο πιο ακριβές, αλλά καλύτερα να πληρώσετε παραπάνω την τροφή σας, παρά να παχαίνετε και να αρρωσταίνετε.

Μην αγοράζετε ασφράγιστα ζώα διότι μπορεί να είναι επικίνδυνα (ασθενή).

Ο κιμάς πρέπει να κόβεται μπροστά σας, από κομμάτι της επιλογής σας.

Τα κοτόπουλα επιβάλλεται να φέρουν ταμπέλα με ημερομηνία σφαγής.

Το μοσχάρι πρέπει να έχει ροδαλό χρώμα και όχι έντονο κόκκινο, γιατί σημαίνει ότι δεν έγινε σωστά η αφαίμαξη.

Τώρα, όσο για την γαλοπούλα, το κουνέλι, την πάπια ή κάποιο κυνήγι, καλό είναι, να είναι από «χέρι» για να τα φάτε.

Προσοχή λοιπόν τι αγοράζετε και από που. Αν μπορείτε να προμηθεύεστε απευθείας, κρέατα από κάποιο χωριό, θα ήταν το καλύτερο.

Μυστική Διατροφή

Ψάρια και θαλασσινά(Κ-Β, Λ-Π-Κ, Υ-Π)

Τα ψάρια και τα θαλασσινά είναι κυρίως πρωτεΐνες και λίπη και όπως ξέρετε δεν παχαίνουν, γιατί δεν προκαλούν την έκκριση ινσουλίνης.

Τα φρέσκα ψάρια, τα οστρακοειδή και τα μαλάκια αποτελούν τροφή με υψηλή θρεπτική αξία. Περιέχουν πρωτεΐνες, βιταμίνες Α, Β, D, μεγάλες ποσότητες ω-3 πολυακόρεστων λιπαρών οξέων και φυσικά άφθονο ιώδιο.

Τα ψάρια που τρώμε είναι: Λυθρίνια, Συναγρίδες, Φαγκριά, Τσιπούρες, Μουρμούρες, Γλώσσες, Σφυρίδες, Μαγιάτικα, Ξιφίας, Κέφαλος, Λαβράκι, Σαργός, Μελανούρι, Ροφός, Λούτσος, Μπακαλιάρος, Μυλοκόπι, Σικιός, Χριστόψαρο, Μπαρμπούνια, Παλαμίδα, Σκουμπρί, Κολιός, Σαφρίδι, Κοκάλι, Γόπα, Σάλπα, Τόνος, Γαλέος, Σαλάχι, Πεσκανδρίτσα, Μουγκρί, Σμέρνα, Χέλι, Πέρκα, Χάννος, Σκορπιός, Γύλος, Χειλού, Σπάρος, Χελιδονόψαρο, Καπόνι, Μαρίδα, Αθερίνα, Σαρδέλα.

Επίσης τα οστρακοειδή και τα μαλάκια που μπορούμε να τρώμε είναι:

Μύδια, στρείδια, γαρίδες, καραβίδες, αστακούς, καβούρια, πετροσωλήνες, γυαλιστερές, καλαμάρια, χταπόδια, σουπιές.

Όταν αγοράζουμε ψάρια, οστρακοειδή και μαλάκια, θα πρέπει να είμαστε πολλοί προσεχτικοί.

Πολλές φορές πωλούνται τα κατεψυγμένα για φρέσκα, ή είναι πολλών ημερών και ταλαιπωρημένα. Επίσης προσοχή στις ιχθυοκαλλιέργειες και στα εισαγόμενα.

Όσο μπορείτε μην τρώτε κατεψυγμένα ψάρια και θαλασσινά γιατί περιέχουν χημικά και συντηρητικά.

Αυγό(Κ-Β, Λ-Π-Κ, Υ-Π)

Το αυγό είναι κυρίως πρωτεΐνη και λίπος και όπως ξέρετε δεν

Σιάσιος Εμμανουήλ

παχαίνει γιατί δεν προκαλεί την έκκριση ινσουλίνης.

Από το αυγό μπορείτε να πάρετε πρωτεΐνη υψηλής βιολογικής αξίας. Είναι τροφή πλούσια σε βιταμίνες και μέταλλα. Το αυγό είναι μια πολύτιμη τροφή και για παιδιά και μεγάλους.

Πολλοί ακόμη και ειδικοί, έχουν πεισθεί, ότι το αυγό αυξάνει την χοληστερίνη. Γι αυτό υπάρχει μια μείωση της κατανάλωσης αυγού. Εσείς ξέρετε ότι είναι αδύνατο, ένας υγιής άνθρωπος να «ανεβάσει» χοληστερίνη μέσω της τροφής.

Εκτός από αυτό όμως, το ίδιο το αυγό, περιέχει αρκετή ποσότητα λεκιθίνης, ένα λιπίδιο που λειτουργεί ως αναστολέας για την χοληστερίνη του

Καιρός είναι λοιπόν κι εσείς, να κάνετε το αυγό μία από τις κύριες τροφές σας γιατί είναι θρεπτική, υγιεινή και δεν παχαίνει.

Συμβουλή: Αγοράζετε αυγά από μικρούς παραγωγούς (είναι πιο καθαρά και πιο θρεπτικά λόγω των τροφών που δίνουν στα πουλερικά) και όχι από τους πάγκους των σούπερ μάρκετ. Τώρα αν έχετε την δυνατότητα, να παίρνετε τα αυγά από την κότα, τόσο το καλύτερο.

Δεν υπάρχει κανένα θέμα πόσα αυγά θα τρώτε την εβδομάδα, εφόσον είστε υγιής. Το μέτρο βέβαια είναι αρετή.

Γαλακτοκομικά
Βούτυρο(Κ-Β, Λ-Π-Κ, Υ-Π)

Το πραγματικό βούτυρο προέρχεται από το γάλα.

Είναι πλούσιο σε βιταμίνη A και λιγότερο σε βιταμίνη D. Περιέχει κυρίως κορεσμένα λίπη και λιγότερο ακόρεστα και ελάχιστα πολυακόρεστα λιπαρά οξέα. Παρασκευάζεται με ανατάραξη του γάλακτος και έχει λίπος 80%.

Το βούτυρο κυρίως φτιάχνεται από το γάλα της αγελάδας και από μόνο του, δεν παχαίνει. Πρέπει να προσέχετε την ποσότητα και κυρίως την ποιότητα.

Μυστική Διατροφή

Το ελληνικό βούτυρο είναι συνήθως καθαρό, χωρίς χημικά πρόσθετα.

Είναι χρήσιμη τροφή όταν καταναλώνεται σε μικρές ποσότητες. Άλλωστε δεν μπορείτε να φάτε και μεγάλες ποσότητες. Να το χρησιμοποιείτε για να μαγειρεύετε αντί για λάδι στα λιπαρά φαγητά (αυγά, κρέατα).

Φυσικά μπορεί να φαγωθεί και με ψωμί μόνο από την ομάδα: Κ-Β, πάντα με μέτρο.

Προσέχετε τις απομιμήσεις και μη τρώτε μαργαρίνες, γιατί δεν είναι φυσικό βούτυρο.

Γάλα(Κ-Β, Λ-Π-Κ, Υ-Π)

Το γάλα είναι το πρώτο τρόφιμο που γεύεται ο άνθρωπος από τη γέννησή του και μετά. Δεν πρέπει να ξεχνάτε σε καμία περίπτωση τη διατροφική του αξία: είναι πλούσιο σε ασβέστιο και πρωτεΐνες και αυτό το κάνει ένα από τα πιο σημαντικά τρόφιμα για τη διατροφή σας.

Οι πρωτεΐνες του γάλακτος είναι υψηλής βιολογικής αξίας.

Και το ασβέστιο όπως ξέρετε, είναι το κλειδί για να χτίσουμε και να διατηρήσουμε γερό σκελετό.

Το γάλα είναι επίσης απαραίτητο για τη διατροφή ενός παιδιού που δεν έχει αρχίσει να τρώει και χρειάζεται μία πλήρη τροφή σε υγρή μορφή για να αναπτυχθεί ο σκελετός του.

Το μητρικό γάλα έχει μία ιδανική σύνθεση, προσαρμοσμένη ακριβώς στις ανάγκες του βρέφους.

Είναι η καλύτερη αρχή για την ζωή του. Τα ακόρεστα λιπαρά οξέα που περιέχει είναι απαραίτητα για τις εγκεφαλικές συνθέσεις και ο ανθρώπινος οργανισμός δεν ξέρει πώς να τα παράγει.

Επιπλέον, περιέχει πολύ σίδηρο, ενώ η περιεκτικότητα του μητρικού γάλακτος σε βιταμίνες είναι πολύ πλούσια.

Το ποσοστό βιταμίνης C είναι αρκετό στο μητρικό γάλα, με την προϋπόθεση όμως ότι η μητέρα δεν καπνίζει. Επιπλέον, είναι πλούσιο σε βιταμίνη E.

Κάποιοι από εσάς, σταματώντας το γάλα, αισθάνεστε πολύ καλύτερα.

Κάθε οργανισμός αντιδρά διαφορετικά. Αν το γάλα δεν σας προκαλεί κάποιες ενοχλήσεις, δεν υπάρχει λόγος να σταματήσετε να το πίνετε.

Το αγελαδινό γάλα είναι μία πλήρης τροφή, που καλύπτει σχεδόν όλες τις ανάγκες που έχει ο ανθρώπινος οργανισμός.

Για την ακρίβεια, αποτελείται από πρωτεΐνες, λακτόζη, τριγλυκερίδια, φώσφορο, ασβέστιο και βιταμίνες (B2, A και κυρίως D).

Τονίζουμε την πλούσια περιεκτικότητά του σε ασβέστιο και λυσίνη, ένα αμινοξύ που συχνά λείπει από τις φυτικές πρωτεΐνες.

Το αγελαδινό γάλα είναι πλούσιο και σε μεταλλικά στοιχεία, με κυρίαρχο το ασβέστιο και το φώσφορο. Περιέχει όλες τις βιταμίνες, με εξαίρεση τη βιταμίνη B12.

Να διαλέγετε με μεγάλη προσοχή το φρέσκο γάλα σας, διαβάζοντας με προσοχή τα συστατικά και την ημερομηνία λήξης.

Δύο κίνδυνοι υπάρχουν με το γάλα σας:

Ο πρώτος είναι ο ίδιος που υπάρχει και με το κρέας. Οι αγελάδες να μεγαλώνουν με ακατάλληλες ζωοτροφές.

Εδώ επειδή πρόκειται για γάλα, τρόφιμο ευπαθές, μόνο όσοι είστε τυχεροί και μένετε σε επαρχία, μπορείτε να πίνετε το καλύτερο γάλα από αγελάδες που ξέρετε πως μεγαλώνουν.

Οι υπόλοιποι αυτό που μπορείτε να κάνετε είναι να επιλέγετε γάλατα μικρών παραγωγών που λόγω μεγέθους δεν έχουν ανάγκη ακατάλληλων ζωοτροφών.

Ο δεύτερος κίνδυνος είναι οι πολλές παστεριώσεις. Κάτω από κάθε κουτί φρέσκου γάλακτος υπάρχει ένα σημείο που δείχνει πόσες παστεριώσεις έχουν γίνει. Μέχρι 6 αναγράφουν. Αυτές τις κάνουν κάθε φορά που λήγουν τα γάλατα και επιστρέφονται στην εταιρία.

Μια άλλη επιλογή εκτός του αγελαδινού, είναι το κατσικίσιο γάλα που μοιάζει κατά πολύ με το αγελαδινό. Περιέχει ελαφρώς λιγότερες πρωτεΐνες σχετικά με το αγελαδινό, αλλά αυτές που περιέχει είναι αρίστης ποιότητας.

Επιπλέον, περιέχει ελαφρώς περισσότερα λίπη από το αγελαδινό.

Το βασικό πλεονέκτημα του κατσικίσιου γάλακτος είναι ότι οι πρωτεΐνες και τα λίπη που περιέχει χωνεύονται εύκολα από τον οργανισμό.

Συμβουλή: Ένα ποτήρι φρέσκο γάλα, εάν δεν σας πειράζει, είναι ένα θρεπτικό πρωινό. Να εφαρμόζετε κι εδώ ότι και με τα άλλα τρόφιμα: Μην το πίνετε κάθε μέρα.

Μην αγοράζετε γάλατα εισαγωγής μακράς διαρκείας. Προτιμάτε τα πλήρη γάλατα και όχι τα light. Διαβάζετε πάντα τα συστατικά σε κάθε συσκευασία γάλακτος. Μπορείτε να το απολαμβάνετε, ζεστό ή κρύο. Αν δείτε ότι σας πειράζει (φούσκωμα, διάρροιες) κόψτε το.

Ξινόγαλο

Περιέχει ασβέστιο, κάλιο, βιταμίνες Β2, Β3, και πρωτεΐνη. Το ξινόγαλο είναι άριστο φάρμακο για τον εντερικό σωλήνα. Είναι επίσης θρεπτικότατο, αφού περιέχει όλα

τα συστατικά του γάλατος, πλην του λίπους. Είναι πολύ πιο ευκολοχώνευτο από το γάλα και δεν δημιουργεί στομαχικά «φουσκώματα» ή άλλες διαταραχές.

Έχει αποδειχθεί επίσης από παλιά ότι οργανισμοί που παρουσιάζουν δυσανεξία στο γάλα (συχνό φαινόμενο σε παιδιά στην Ελλάδα), δεν παρουσιάζουν κανένα πρόβλημα στο ξινόγαλο.

Δεν το βρίσκετε πια εύκολα, μόνο τυποποιημένο. Το μόνο

αρνητικό είναι ίσως η ιδιαίτερη γεύση, άγνωστη σήμερα στους πολλούς και ειδικά στις νεανικές ηλικίες.

Αν το βρείτε δοκιμάστε το και καθιερώστε το. Προσοχή στα συστατικά.

Γιαούρτι (Κ-Β, Λ-Π-Κ, Υ-Π)

Το παραδοσιακό ελληνικό γιαούρτι έμπαινε σε πήλινα μπολ και φτιαχνόταν από πρόβειο ή κατσικίσιο γάλα.

Υπάρχουν αρκετοί τύποι ελληνικού γιαουρτιού:

Πρόβειο, κατσικίσιο, αγελαδινό. Το γιαούρτι παράγεται από τη ζύμωση του γάλακτος με τη δράση συγκεκριμένων μικροοργανισμών.

Αυτοί πρέπει να είναι άφθονοι και ζωντανοί στο τελικό προϊόν καθ' όλη τη διάρκεια της ζωής του, γιατί εκεί οφείλονται οι ευεργετικές ιδιότητες του γιαουρτιού.

Για αυτό μιλάμε πάντα για ζωντανό γιαούρτι. Το γιαούρτι περιέχει υψηλό ποσοστό πρωτεϊνών, ασβεστίου, φωσφόρου, ψευδαργύρου, βιταμινών Α, Β2 και Β12. Οι πρωτεΐνες στο γιαούρτι είναι υψηλής βιολογικής αξίας, ενώ η ποιότητά τους είναι ανώτερη και από του γάλακτος.

Δυναμώνει το ανοσοποιητικό σύστημα και βοηθάει αρρώστους να αναρρώσουν.

Μερικοί άνθρωποι δεν μπορούν να καταναλώσουν γάλα γιατί έχουν δυσανεξία στο γάλα και τους προκαλεί πόνους στην κοιλιά, διάρροια και φούσκωμα.

Αυτά τα συμπτώματα οφείλονται στην λακτόζη, το φυσικό σάκχαρο που περιέχει το γάλα. Όταν όμως μετατρέπουμε το γάλα σε γιαούρτι, η λακτόζη μειώνεται αισθητά και έτσι μπορούν να το φάνε κι αυτοί οι άνθρωποι.

Το γιαούρτι μπορείτε να το τρώτε, σχεδόν όλες τις ώρες και μπορείτε να το χρησιμοποιείτε άφοβα και στα φαγητά σας, σαν

Μυστική Διατροφή

συμπλήρωμα ή συστατικό.

Συμβουλή: Αγοράζετε ελληνικό ζωντανό γιαούρτι. Μην αγοράζετε επιδόρπια γιαουρτιού γιατί περιέχουν και άλλα συστατικά(π.χ. ζάχαρη). Αν σας ενοχλεί το αγελαδινό, δοκιμάστε πρόβειο. Αν σας ενοχλεί κι αυτό, κόψτε το γιαούρτι για λίγο καιρό και μετά ξαναδοκιμάστε το.

Τυριά (Κ-Β, Λ-Π-Κ)

Τα τυριά εφόσον δεν περιέχουν χημικά πρόσθετα και έχουν φτιαχθεί από 100% γάλα, είναι μια θρεπτική τροφή, η οποία όταν τρώγεται μόνη της ή με σαλάτες δεν παχαίνει. Αρκεί να μην υπερβάλλουμε.

Η επιλογή τυριών με λίγα λιπαρά δεν είναι υγιεινή, ούτε σας είναι αναγκαία. Η μείωση των λιπαρών δεν είναι φυσική διαδικασία. Εάν τα τυριά τα συνδυάζετε με επεξεργασμένους υδατάνθρακες, τότε μπορεί να παχύνετε.

Ό λόγος που δεν προτείνω αυτή την τροφή για την ομάδα (Υ-Π) είναι ότι δεν βοηθάει αρκετά με τις λιγούρες, είναι λίγο εθιστική και κάποιες φορές και λίγο δύσπεμπτη. Για τις άλλες ομάδες είναι μια σημαντική τροφή, πολύ νόστιμη και θρεπτική.

Προτείνω να τρώτε ελληνικά τυριά από τα 70 περίπου που έχουμε. Από αυτά, πάνω από 20 έχουν χαρακτηρισθεί Π.Ο.Π(Προστασία Ονομασίας Προέλευσης).

Τώρα αν κάποιος θέλει να φάει και κάποιο εισαγόμενο, ας προσέξει περισσότερο τα συστατικά.

Δείτε ποια είναι τα ελληνικά τυριά με ειδική μνεία στην φέτα:

Ανθότυρος, Κατίκι Δομοκού (Π.Ο.Π), Κεφαλογραβιέρα (Π.Ο.Π), Κεφαλοτύρι, Κλωτσοτύρι, Μυζήθρα, Τελεμές, Τσαλαφούτι, Φορμαέλλα Παρνασσού (Π.Ο.Π), Αρμόγαλο Σάμου, Καθούρα Ικαρίας, Καλαθάκι Λήμνου(Π.Ο.Π), Κασέρι (Π.Ο.Π), Λαδοτύρι (Π.Ο.Π), Μαστέλο Χίου, Μελίχλωρο Λήμνου, Τουλουμοτύρι,

Σιάσιος Εμμανουήλ

Τσακιστή Μυζήθρα Λήμνου, Ελαϊκή, Πόσσιας Κω, Σιτάκα Κάσου και Καρπάθου, Κορφού Κέρκυρας, Πρέντζα Κεφαλονιάς, Λαδογραβιέρα Ζακύνθου, Μυτάτο Κυθήρων, Φράτσια Κυθήρων , Βλαχοτύρι., Κατσικίσιο Μετσόβου, Μετσοβέλα, Μετσοβόνε(Π.Ο.Π), Παρμεζάνα, Τυρογλιάτα , Γαλοτύρι(Π.Ο.Π), Γραβιέρα Αγράφων(Π.Ο.Π), Μανούρι(Π.Ο.Π), Μπάντζος(Π.Ο.Π), Γαλομυζήθρα, Γραβιέρα Κρήτης(Π.Ο.Π), Πηχτόγαλο Χανίων(Π.Ο.Π), Ξίγαλα Σητείας, Ξινομυζήθρα(Π.Ο.Π), Στάκα, Τυροζούλι, Αρμεξιά Άνδρου, Αρσενικό Νάξου, Θηλυκωτήρι Νάξου, Βολάκι Τήνου, Γραβιέρα Τήνου, Γραβιέρα Νάξου(Π.Ο.Π), Πετρωτό Τήνου, Κοπανιστή Κυκλάδων(Π.Ο.Π), Μανούρα Σίφνου, Μαλαξιά Άνδρου, Ξινό Τζιας, Σαν Μιχάλη Σύρου(Π.Ο.Π), Σκοτύρι Ίου, Χλωρό, Ανεβατό(Π.Ο.Π), Βικτώρια, Γαϊς τυρί ποντιακό, Σίρνα Περχαροτύρι ποντιακό, Σιμπουκουκίρα Σφέλα(Π.Ο.Π), Φορμαέλλα Καλαβρύτων.

Φέτα (Κ-Β, Λ-Π-Κ)

Το αγαπημένο τυρί των Ελλήνων με την ιδιαίτερη γεύση.

Πλούσια σε πρωτεΐνες, ασβέστιο και βιταμίνες, με μεγάλη θρεπτική αξία, η φέτα, το πιο γνωστό παραδοσιακό ελληνικό τυρί, παράγεται στην Ελλάδα από την εποχή του Ομήρου.

Πρόγονος της φέτας θεωρείται το τυρί που παρασκεύαζε στη σπηλιά του ο κύκλωπας Πολύφημος, τον 8ο π.χ. αιώνα, όπως περιγράφει ο Όμηρος στην Οδύσσειά του.

Πρόκειται για λευκό τυρί, που ωριμάζει και διατηρείται σε άλμη το λιγότερο για δύο μήνες.

Παρασκευάζεται από πρόβειο γάλα ή από μείγματά του με κατσικίσιο σε περιοχές της Μακεδονίας, της Θράκης, της Ηπείρου, της Θεσσαλίας, της Στερεάς Ελλάδας, της Πελοποννήσου και της Μυτιλήνης.

Παράγεται από γάλα ζώων που τρέφονται με ελεύθερη βόσκηση.

Μυστική Διατροφή

Άλλωστε τα πρόβατα και οι κατσίκες στην Ελλάδα δε ζουν σε περιφραγμένες περιοχές, ούτε τρέφονται με ειδική τροφή.

Οι μετακινήσεις των κοπαδιών, από περιοχή σε περιοχή, τα βοηθά να τρώνε διαφορετικά είδη πρασινάδας της ελληνικής χλωρίδας, η οποία είναι άφθονη σε αρωματικούς θάμνους και βότανα. Έτσι, η γεύση της τροφής τους μεταφέρεται και στο τυρί που παρασκευάζεται από το γάλα τους.

Η ονομασία «φέτα» χρησιμοποιείται πλέον μόνο από την Ελλάδα, μετά την απόφαση του Ευρωπαϊκού Δικαστηρίου, που δικαίωσε τη χώρα και επικύρωσε την καταχώριση της ονομασίας «φέτα» ως Ελληνική Προστατευόμενη Ονομασία Προέλευσης (κανονισμός 1107-96/12 Ιουνίου Π.Ο.Π.).

Η ονομασία μπορεί να χρησιμοποιείται μόνο για το τυρί από αιγοπρόβειο γάλα, που προέρχεται από την Ελλάδα, λόγω του ξεχωριστού αρώματος και γεύσης, της παραδοσιακής μεθόδου παρασκευής και των ιδιαίτερων γεωγραφικών συνθηκών.

Συμβουλή: Δοκιμάστε όλες τις εκδοχές ελληνικής φέτας. Δεν τελειώνουν ποτέ.

Σιάσιος Εμμανουήλ

Δεύτερη κατηγορία
Λαχανικά και όσπρια

Αρακάς(Κ-Β, Λ-Π-Κ, Υ-Π)

Ο αρακάς είναι ένα πολύ θρεπτικό όσπριο-λαχανικό. Φρέσκος καταναλώνεται μέσα σε 24 ώρες διαφορετικά χάνει μεγάλο μέρος απ τα θρεπτικά του συστατικά.

Ο αρακάς αποτελεί καλή πηγή πρωτεϊνών (βοηθούν στη δημιουργία και την ενίσχυση του μυϊκού συστήματος) και υδατανθράκων (προσφέρουν ενέργεια στον οργανισμό). Επίσης περιέχει φυτικές ίνες, πολύτιμες για την καλή λειτουργία του γαστρεντερικού συστήματος, βιταμίνες του συμπλέγματος Β, βιταμίνες Κ, C, Α, φυλλικό οξύ, μαγγάνιο, μαγνήσιο, κάλιο, ψευδάργυρο, φώσφορο, σίδηρο. Ένα επιπλέον προσόν του είναι ότι περιλαμβάνει στη σύστασή του φυτοχημικές και αντιοξειδωτικές ουσίες, όπως οι περίφημες κουμαρίνες, οι οποίες θωρακίζουν την άμυνα του οργανισμού.

Οι περισσότεροι προτιμούν σήμερα τον καταψυγμένο αρακά, καθώς υπάρχει σε κάθε σούπερ μάρκετ και προσφέρει ευκολία στο μαγείρεμα. Ο κατεψυγμένος όμως μπορεί μεν να μην έχει χάσει τα πολύτιμα συστατικά του (αφού καταψύχεται το πολύ σε τέσσερις ώρες από τη συγκομιδή του), ωστόσο υποβάλλεται σε κάποια επεξεργασία (του προσθέτουν π.χ. νάτριο) ώστε να διατηρείται φρέσκος. Για αυτό καλό είναι, πριν τον βάλετε στην κατσαρόλα, να τον ξεπλύνετε καλά.

Αντίδια(Κ-Β, Λ-Π-Κ, Υ-Π)

Τα αντίδια είναι συγγενικά χορταρικά με τα ραδίκια και είναι ιδιαίτερα γευστικά. Περιέχουν πολλές βιταμίνες και μέταλλα. Οι δύο ποικιλίες που ξέρουμε είναι τα πλατύφυλλα και τα κατσαρά.

Μυστική Διατροφή

Τρώγονται βραστά, με μπόλικο λεμόνι. Μπορούν να συνοδέψουν, σαν βραστή σαλάτα τα κρεατικά σας ή τα ψαρικά σας. Να τα αγοράζετε από μικρούς παραγωγούς για να γλυτώνετε τα φυτοφάρμακα και τα πολλά λιπάσματα.

Αγγούρι(Κ-Β, Λ-Π-Κ, Υ-Π)

Η προέλευση του αγγουριού είναι η Ινδία όπου το καλλιεργούσαν πριν από τρεις χιλιάδες χρόνια. Το γνώριζαν όμως και οι Αρχαίοι μας πρόγονοι αλλά και οι Ρωμαίοι.

Τρώγεται είτε σκέτο, είτε σε σαλάτες είναι δε κύριο συστατικό στη χωριάτικη σαλάτα και στο τζατζίκι. Επίσης χρησιμοποιείται σε διάφορες κρέμες ομορφιάς.

Ο χυμός του αγγουριού έχει ιδιότητες ευεργετικές για την επιδερμίδα, συγκεκριμένα είναι αντιοξειδωτικό, τονωτικό, ενυδατικό και μαλακτικό.

Είναι πλέον κλασσική η συνταγή για τα κουρασμένα και πρησμένα βλέφαρα, να βάζουμε φέτες αγγουριού πάνω στα βλέφαρα.

Έχει λίγες βιταμίνες, κυρίως C, B1, B2 ενώ βιταμίνη Α υπάρχει στην φλούδα.

Τα τελευταία χρόνια δημιουργούνται διαφορετικές ποικιλίες αγγουριού.

Έτσι από το γνωστό κοινό αγγούρι με το μακρύ σχήμα που πωλείται με το τεμάχιο περάσαμε σε μικρότερα αγγούρια που πωλούνται με το κιλό.

Το Ελληνικό αγγούρι καλλιεργείται και τρώγεται το καλοκαίρι. Όλες τις άλλες εποχές είναι θερμοκηπίου.

Αγκινάρες(Κ-Β, Λ-Π-Κ, Υ-Π)

Από τα πιο πλούσια σε θρεπτικά στοιχεία λαχανικά, με

τονωτικές, χωνευτικές και θεραπευτικές ιδιότητες.

Είναι διουρητικές και το ζουμί τους βοηθάει στα αρθριτικά, τους ρευματισμούς και τις αιμορροΐδες. Στην κατηγορία των λαδερών φαγητών, οι αγκινάρες, είναι από τα πιο γνωστά γευστικά φαγητά.

Πολύ επιτυχημένος είναι επίσης ο συνδυασμός:

Μαγειρευτές αγκινάρες με πατάτες και αυγολέμονο.

Το τρυφερό μέρος της τρώγεται και ωμό σαν σαλάτα με λαδόξυδο, όσο για τα φύλλα της, οι καλοφαγάδες τα τιμούν βραστά και ωμά με λεμόνι.

Βλίτα(Κ-Β, Λ-Π-Κ, Υ-Π)

Το βλίτο ή βλήτο κατέχει περίοπτη θέση στις βραστές σαλάτες της χώρας μας. Φυτρώνει μόνο του ή σπέρνεται ανάμεσα στα κηπευτικά των καλοκαιρινών περιβολιών και έχει χαρακτηριστικό άρωμα. Η βραστή σαλάτα μπορεί να γίνει νοστιμότερη αν προσθέσετε εκτός από ελαιόλαδο, λεμόνι και τριμμένο σκόρδο.

Όπως όλα τα χόρτα περιέχει μικρές συγκεντρώσεις βιταμίνης Ε και C και πολλά ιχνοστοιχεία, όπως: κάλιο, νάτριο, μαγνήσιο, φώσφορο.

Μπορούν να συνοδεύουν τα κρεατικά σας, αλλά κυρίως τα ψάρια σας.

Αγοράστε τα, την μέρα που θα τα φάτε.

Μυστική Διατροφή

Κρεμμύδι(Κ-Β, Λ-Π-Κ, Υ-Π)

Το κρεμμύδι χωρίζεται σε δυο κατηγορίες:
Το φρέσκο και το ξερό. Η θρεπτική αξία που έχει το φρέσκο κρεμμύδι είναι μικρή, αλλά η θεραπευτική του δύναμη μεγάλη.
Μια από τις ωφέλιμες ιδιότητές του είναι ότι διευκολύνει πολύ τις ταχτικές κενώσεις.
Τα ξερά κρεμμύδια. είναι πλούσια σε θεραπευτικές ιδιότητες.
Είναι διαπιστωμένη η ωφελιμότητα του κρεμμυδιού σ' όσους πάσχουν από φλεγμονές στο σώμα.
Ωφέλιμο είναι επίσης το κρεμμύδι γιατί βοηθά την αποτοξίνωση του οργανισμού. Είναι διαπιστωμένο ότι το κρεμμύδι αυξάνει το γάλα στις γυναίκες που θηλάζουν.
Στην αρχαιότητα, το χρησιμοποιούσαν ευρέως τόσο για τη νοστιμιά του όσο και για τις φαρμακευτικές του ιδιότητες. Είναι φτωχό σε νάτριο, ενώ δεν έχει χοληστερίνη.
Είναι πλούσιο σε φυτοχημικές ουσίες, που είναι υπεύθυνες για τη χαρακτηριστική μυρωδιά του, αλλά και για τις αντιμικροβιακές του ιδιότητες.
Επίσης, προσφέρει στον οργανισμό βιταμίνες Β6 και C, φυτικές ίνες, κάλιο, ασβέστιο, μαγγάνιο, χρώμιο.
Το κρεμμύδι αποτελεί, επίσης, μια πολύ καλή πηγή χρωμίου.
Η συχνή κατανάλωση κρεμμυδιού μειώνει τα επίπεδα χοληστερίνης, καθώς και την υψηλή αρτηριακή πίεση.
Είναι συστατικό της φημισμένης ελληνικής χωριάτικης σαλάτας.
Μπαίνει σχεδόν σε όλα τα φαγητά κυρίως στα βραστά.
Συμβουλή: Φάτε το άφοβα αλλά μην το παρακάνετε, γιατί θα σας προκαλέσει καούρες.

Κουνουπίδι(Κ-Β, Λ-Π-Κ, Υ-Π)

Το κουνουπίδι, ανήκει στην ίδια οικογένεια λαχανικών με το

λάχανο αλλά και το μπρόκολο. Στην Ελλάδα το κουνουπίδι καλλιεργείται την χειμερινή περίοδο, κυρίως στην Εύβοια, Αττική, Μεσσηνία, Κέρκυρα και Αρκαδία.

Είναι πλούσιο σε νερό, βιταμίνη C, A (καροτίνη), κάλιο, φώσφορο, ασβέστιο.

Μπορείτε να το σερβίρετε ωμό, βραστό, στον ατμό, σοταρισμένο ή ψημένο στο φούρνο.

Μόνον σε ατμό το κουνουπίδι χάνει τις λιγότερες από τις ωφέλιμες ουσίες του. Τρώγεται με την προσθήκη λεμονιού και ελαιολάδου.

Το κουνουπίδι όταν το βράζετε αφήνει πολύ έντονη και όχι πολύ ευχάριστη οσμή, σε όλο το σπίτι.

Συμβουλή: Για να αποφύγετε τη μυρωδιά μπορείτε να βάλετε μέσα στο νερό όπου βράζει το κουνουπίδι μια κόρα ψωμί ή ένα λεμόνι ή ένα κρεμμύδι. Θα εξαφανίσει κάθε μυρωδιά.

Κουκιά(Κ-Β, Λ-Π-Κ, Υ-Π)

Είναι ένα από τα αρχαιότερα όσπρια, με καλλιέργεια που χρονολογείται πριν πέντε χιλιάδες χρόνια.

Τα κουκιά ανήκουν στην οικογένεια των μπιζελιών και διακρίνονται για την δυνατή και μοναδική τους γεύση.

Είναι ιδιαίτερα θρεπτικά αφού περιέχουν φώσφορο, κάλιο, βιταμίνη Κ, βιταμίνη Α και σίδηρο.

Η κατανάλωση κουκιών μπορεί να προκαλέσει σε κάποια άτομα αλλεργική αντίδραση(γιατί τους λείπει κάποιο ένζυμο 6GPD, αλλά συνήθως το ξέρουν).

Τα κουκιά είναι ένα ελληνικότατο φαγητό και πολύ νόστιμο.

Χλωρά ή ξερά, κοκκινιστά ή σαλάτα. Εάν δεν τα ξέρετε, δοκιμάστε τα. Μέχρι σήμερα δεν έχουν την τύχη που τους αξίζει.

Μυστική Διατροφή

Κολοκύθια(Κ-Β, Λ-Π-Κ, Υ-Π)

Τα κολοκύθια παρόλο που πολλοί νομίζουν ότι δεν προσφέρουν απολύτως τίποτα στον οργανισμό, είναι διουρητικά και αποτοξινωτικά, φυσικά όταν είναι βραστά.

Βοηθάνε ιδιαίτερα όσους θέλουν να αδυνατίσουν. Τα κολοκυθάκια αποτελούν εξαιρετική πηγή χαλκού και μαγγανίου, πολύ καλή πηγή μαγνησίου, φωσφόρου, καλίου, βιταμίνης C, A, πυριδοξίνης, φυλλικού οξέος και φυτικών ινών και καλή πηγή των υπόλοιπων βιταμινών του συμπλέγματος B και της βιταμίνης Κ. Περιέχουν επίσης, β-καροτένιο και άλλα καροτενοειδή.

Μαγειρεύονται βραστά, τηγανητά και γεμιστά με ρύζι. Επίσης τα άνθη τους, οι κολοκυνθοανθοί τους, τρώγονται γεμιστοί με τυρί ή σε ομελέτες.

Καλαμπόκι(Κ-Β, Λ-Π-Κ)

Το κυριότερο προϊόν που έχουμε από το καλαμπόκι, είναι το λάδι.

Να αποφεύγετε το καλαμποκέλαιο γιατί είναι επεξεργασμένο. Καλύτερα παρθένο ελαιόλαδο.

Προτείνω αν σας αρέσει, να τρώτε βραστό ή ψητό, φρέσκο ελληνικό καλαμπόκι.

Μην προτιμάτε το κατεψυγμένο καλαμπόκι ή σε κονσέρβα, γιατί μπορεί να περιέχει χημικά πρόσθετα.

Επίσης το ψωμί από καλαμπόκι είναι πολύ νόστιμο.

Συμβουλή: Προσοχή στα συσκευασμένα τρόφιμα που περιέχουν σιρόπι καλαμποκιού για γλυκαντικό. Μην τα αγοράζετε.

Καρότα(Κ-Β, Λ-Π-Κ, Υ-Π)

Τα καρότα είναι πολύ διαδεδομένα στο τραπέζι μας.

Πολλοί ισχυρίζονται ότι είναι γλυκά και πρέπει να τα αποφεύγουμε γιατί παχαίνουν. Είναι μύθος.

Φάτε τα και ωμά, γιατί βοηθάνε την όραση και στο ύψος των παιδιών και διευκολύνουν το μαύρισμα.

Στολίζουν όταν τα τρίβουμε, τις σαλάτες μας και γλυκαίνουν βραστά, τα φαγητά μας. Φυσικά δεν νοείται, φασολάδα χωρίς καρότα. Μπορούμε να τα τρώμε και ωμά σαν σνακ. Πλούσια σε βιταμίνες και μέταλλα.

Συμβουλή: Αγοράστε τα φρέσκα από τις λαϊκές αγορές. Μην τα αγοράζετε σε πολυκαιρισμένες συσκευασίες.

Λάχανο(Κ-Β, Λ-Π-Κ, Υ-Π)

Το λάχανο, σε οποιαδήποτε ποικιλία και αν ανήκει (άσπρο, κόκκινο κ.λ.π), είτε είναι ωμό είτε βρασμένο, είναι ιδιαίτερα πολύτιμο για την υγεία μας.

Το λάχανο δεν κάνει καλό μόνο σε όσους υποφέρουν απ' το συκώτι τους.

Κάνει παντού καλό και φυσικά όπως όλα τα λαχανικά δεν παχαίνει.

Περιέχει: βιταμίνες A και C, φολικό οξύ, φώσφορο, θείο, ιώδιο, κάλιο, νάτριο, μαγνήσιο και μαγγάνιο.

Το λάχανο, πρωταγωνιστεί σε πολλές σαλάτες ενώ είναι και βασικό συστατικό των πατροπαράδοτων λαχανοντολμάδων.

Συμβουλή: Όταν είναι να το κόψετε στο πιάτο σας, να αφαιρείτε 5-6 φύλλα εξωτερικά και όταν το αγοράζετε να μην διαλέγετε τα λάχανα που δεν είναι βαριά, γιατί είναι μέσα «άδεια».

Μπάμιες(Κ-Β, Λ-Π-Κ, Υ-Π)

Οι μπάμιες είναι μια θαυμάσια τροφή και θα ήταν πολύ καλύτερα αν μπορούσαμε να τις τρώμε ωμές, γιατί θα ήταν ακόμη πιο θρεπτικές. Ωστόσο και βρασμένες είναι πολύ ευεργετικές. Είναι πολύ καλές για τη δυσκοιλιότητα.

Οι μπάμιες έχουν, υψηλή περιεκτικότητα σε βιταμίνη Β 6, η οποία συμμετέχει σε περισσότερες από 100 ενζυμικές αντιδράσεις του οργανισμού.

Οι μπάμιες δεν είναι από τα αγαπημένα μας φαγητά, γιατί τις έχουμε υποτιμήσει και γιατί δεν ξέρουμε να τις μαγειρεύουμε.

Συμβουλή: Για να αποφύγετε τα «σάλια» της μπάμιας, πρώτα να τις σοτάρετε για λίγο με κρεμμυδάκι στο τηγάνι και να χρησιμοποιείτε στο μαγείρεμά τους πάντα ξύλινη κουτάλα. Μπάμιες με κοτόπουλο, είναι ίσως από τα καλύτερα Ελληνικά πιάτα. Φυσικά τρώγονται και μόνες τους σαν λαδερό φαγητό, συνοδευόμενες με φέτα.

Μπρόκολο(Κ-Β, Λ-Π-Κ, Υ-Π)

Το μπρόκολο είναι από τα πολυτιμότερα λαχανικά που έχουμε. Είναι πολύ νόστιμο και γεμάτο βιταμίνες.

Επειδή περιέχει φυλλικό οξύ είναι ιδανικό για τις εγκυμονούσες, γιατί βοηθάει στην ομαλή διαίρεση των κυττάρων και την σύνθεση του DNA.

Το βραστό μπρόκολο είναι εξαιρετική σαλάτα για να συνοδέψει τα κρεατικά σας ή τα ψαρικά σας.

Πολλοί το προτιμούν στον ατμό, όπου και κρατάει όλα του τα θρεπτικά συστατικά.

Περιέχει 91% νερό, βιταμίνες (Α, Β1, Β2, Β3, C) και Κάλιο, Φώσφορο, Ασβέστιο, Νάτριο, Μαγνήσιο, Σίδηρο. Βάλτε το στην διατροφή σας και δεν θα χάσετε.

Μαρούλι(Κ-Β, Λ-Π-Κ, Υ-Π)

Το μαρούλι ανήκει στην κατηγορία των δημοφιλέστερων

Σιάσιος Εμμανουήλ

λαχανικών των Ελλήνων. Το σπουδαίο αυτό φυτό είναι ιδιαίτερα ωφέλιμο και συνήθως τρώγεται ωμό.

Το μαρούλι περιέχει ένα συστατικό πού λέγεται «Λακτουκάριο». Το συστατικό αυτό κατευνάζει τα νεύρα και μαλακώνει τον βήχα.

Ακόμη, είναι πολύ ευεργετικό για όσους υποφέρουν από αϋπνίες. Όπως τα περισσότερα λαχανικά, το μαρούλι είναι προτιμότερο να τρώγεται ωμό γατί βρασμένο χάνει τις θρεπτικές του ουσίες και ιδιαίτερα τη Βιταμίνη C. Πρέπει να το πλένετε καλά, φύλλο-φύλλο. Μπορεί να συνδυαστεί με ντομάτα, κρεμμύδι, αγγούρι ή οτιδήποτε άλλο λαχανικό σας ταιριάζει.

Συμβουλή: Εάν το μαρούλι σας είναι πικρό, συμβαίνουν δύο πράγματα: Ή είναι απότιστο ή είναι γεμάτο φυτοφάρμακα. Και στις δύο περιπτώσεις δεν τρώγεται.

Μανιτάρια(Κ-Β)

Τα μανιτάρια είναι ένας μύκητας που τα τελευταία χρόνια έχει μπει στο πιάτο μας.

Τα προσθέτουμε σε διάφορα φαγητά μας.

Τα μανιτάρια είναι τροφή με χαμηλή περιεκτικότητα σε κορεσμένα λίπη και νάτριο. Είναι ικανοποιητική πηγή βιταμινών.

Μην τρώτε κονσέρβες μανιταριών, γιατί περιέχουν χημικά πρόσθετα.

Προτιμήστε τα φρέσκα.

Προσοχή γιατί κάποια μανιτάρια είναι δηλητηριώδη.

Επειδή είναι μύκητας καλό είναι να τα αποφεύγετε την περίοδο που χάνετε βάρος, γιατί δεν ευνοεί την απαλλαγή από τις λιγούρες.

Μελιτζάνα(Κ-Β, Λ-Π-Κ, Υ-Π)

Η μελιτζάνα πρωτοκαλλιεργήθηκε στην Κίνα (5ο αιώνα π. Χ.)

Μυστική Διατροφή

Στην Ευρώπη ήρθε τον 14ο αιώνα και πιο συγκεκριμένα στην Ιταλία, από όπου γρήγορα εξαπλώθηκε σε ολόκληρη την ήπειρο.

Εξαιτίας της πικρής γεύσης της, άργησε να χρησιμοποιηθεί στη μαγειρική και μέχρι τον18ο αιώνα τη χρησιμοποιούσαν ως διακοσμητικό. Με τη ανάπτυξη όμως ποικιλιών με λιγότερη πικράδα, η μελιτζάνα σύντομα βρήκε το ρόλο της στην μαγειρική και σήμερα αποτελεί ένα από τα χαρακτηριστικότερα λαχανικά του καλοκαιριού.

Οι πιο δημοφιλείς στην Ελλάδα είναι οι αργείτικες που έχουν ρίγες και οι φλάσκες.

Η μελιτζάνα αποτελεί μία ιδανική δροσιστική τροφή για το καλοκαίρι καθώς περιέχει πάνω από 90%, είναι νερό.

Τρώγεται τηγανητή, γεμιστή με ρύζι, ιμάμ και φυσικά αποτελεί συστατικό του ελληνικού μουσακά.

Ντομάτα(Κ-Β, Λ-Π-Κ, Υ-Π)

Η ντομάτα ήρθε στην Ελλάδα το 1818, μαζί με την ξαδέρφη της την πατάτα και ξεκίνησε να καλλιεργείται συστηματικά μετά το 1925. Ευλογημένο φυτό η ντομάτα, αρκεί να έχει μεγαλώσει στην εποχή της και να μην έχει δεχτεί φυτορμόνες.

Γενικά, η ντομάτα είναι χωνευτική και επειδή περιέχει σίδηρο πολύ θρεπτική για τα παιδιά.

Η ντομάτα όπως και τα παράγωγά της (σάλτσες, χυμός), είναι μια εξαίρετη πηγή ωφέλιμων θρεπτικών ουσιών.

Το λυκοπένιο πρόκειται για μια ισχυρή αντιοξειδωτική ουσία που περιέχεται στις ντομάτες και στα παράγωγά της.

Μετά την απορρόφηση του από το έντερο το λυκοπένιο, εναποτίθεται στο συκώτι, στους πνεύμονες, στον προστάτη, στο παχύ έντερο και στο δέρμα.

Σε αντίθεση με άλλα φρούτα και λαχανικά, το μαγείρεμα και η φυσική επεξεργασία της ντομάτας αυξάνει το περιεχόμενο σε λυκοπένιο. Τα παράγωγα της ντομάτας όπως η σάλτσα περιέχουν τις ψηλότερες συγκεντρώσεις βιολογικά διαθέσιμου λυκοπενίου.

Η ντομάτα είναι το κύριο συστατικό στην φημισμένη χωριάτικη σαλάτα. Φάτε τη γεμιστή με ρύζι, ή με κιμά, ή με τυρί φέτα.

Συμβουλή: Φτιάξτε μόνοι σας σάλτσα ντομάτας και αποθηκεύστε την στην κατάψυξη. Μην αγοράζετε ντομάτες όλο τον χρόνο. Μόνο το καλοκαίρι. Βάλτε φρέσκια σάλτσα ντομάτας σε όλα τα μαγειρευτά φαγητά σας.

Καλό είναι να αποφεύγετε την σάλτσα ντομάτας στο επταήμερο πρόγραμμα.

Πράσο(Κ-Β, Λ-Π-Κ, Υ-Π)

Ο Ιπποκράτης ήταν ο πρώτος που ανακάλυψε τις πολυάριθμες ευεργετικές ιδιότητες.

Πολύτιμο κατά της κατακράτησης υγρών της κόπωσης και της κομάρας.

Πέρα από νόστιμο λαχανικό, το πράσο περιέχει ασβέστιο και ιώδιο. Είναι χωνευτικό και δροσιστικό. Το πράσο είναι πολύ ευεργετικό για την δυσπεψία.

Επίσης βοηθάει άμεσα στην δυσκοιλιότητα. Το βρίσκουμε άφθονο στη χώρα μας.

Φυσικά με αυτό γίνεται μία από τις δημοφιλέστερες πίττες, η πρασόπιττα. Γνωστό σε όλους και το πρασόρυζο. Θρεπτικό και νόστιμο. Το βρίσκουμε σε μεγάλα μάτσα στην λαϊκή αγορά.

Πιπεριά(Κ-Β, Λ-Π-Κ, Υ-Π)

Στην χώρα μας υπάρχουν άφθονες πιπεριές σε πολλά χρώματα.

Εκτός από πικάντικη αλλά και γευστική είναι πλούσια σε βιταμίνες για τον οργανισμό μας. Αποτελεί ένα δημοφιλές προϊόν από την εποχή των αρχαίων Αζτέκων. Είτε είναι πικάντικη είτε

Μυστική Διατροφή

γλυκιά, η πιπεριά περιέχει φυτοχημικές ουσίες που έχουν αντιοξειδωτικές ιδιότητες. Αυτό σημαίνει ότι μπορούν να βοηθήσουν στην εξουδετέρωση των ελεύθερων ριζών στο σώμα, που προκαλούν βλάβες στα κύτταρα.

Οι πιπεριές βγαίνουν σε τέσσερα χρώματα, πράσινο, κόκκινο, κίτρινο, πορτοκαλί. Οι πιπεριές έχουν υψηλή περιεκτικότητα σε θρεπτικές ουσίες. Αποτελούν μια από τις πλουσιότερες πηγές βιταμινών Α και C.

Εντάξτε στη διατροφή σας πιπεριές όλων των χρωμάτων για να έχετε περισσότερα οφέλη. Τρώγονται γεμιστές με ρύζι ή φέτα και μερικές από αυτές(κέρατα) τηγανητές.

Παντζάρια(Κ-Β, Λ-Π-Κ, Υ-Π)

Είναι από τα πιο γλυκά λαχανικά. Γνωστά από την αρχαιότητα για το χρώμα τους και φυσικά την ιδιότητά τους να βάφουν. Από το φυτό τρώγεται και η ρίζα και τα φύλλα. Τα παντζάρια είναι πλούσια σε βιταΐνη, συστατικό που καθαρίζει το αίμα.

Είναι πλούσια σε βιταμίνη C και περιέχουν πολλά αντιοξειδωτικά. Είναι επίσης πλούσια σε φυλλικό οξύ και φυτικές ίνες. Τρώγονται συνήθως βραστά με ελαιόλαδο και ξίδι. Αν θέλετε, προσθέστε και σκόρδο.

Πατάτα(Κ-Β, Λ-Π-Κ)

Πολλοί ενοχοποιούν τις πατάτες, ότι παχαίνουν. Δεν έχουν δίκιο. Οι πατάτες αποτελούν πηγή φυτικών ινών, οι οποίες μας χορταίνουν εύκολα και ενισχύουν την υγιή λειτουργία του γαστρεντερικού συστήματος.

Οι πρωτεΐνες είναι χαμηλές στις πατάτες ενώ οι φυτικές ίνες, οι βιταμίνες και τα ανόργανα στοιχεία βρίσκονται σε ψηλές συγκεντρώσεις, ιδιαίτερα στη φλούδα της πατάτας.

Σιάσιος Εμμανουήλ

Για αυτό η φλούδα μπορεί να καταναλώνεται και είναι ωφέλιμη εάν είναι σε καλή κατάσταση. Οι πατάτες δεν περιέχουν χοληστερόλη ή άλλα λίπη. Δεν περιέχουν νάτριο και είναι πλούσιες σε κάλιο που είναι ωφέλιμο για πολλές λειτουργίες του οργανισμού.

Η τηγανητή πατάτα που τόσο έχει κατηγορηθεί, εάν τηγανίζεται στο σπίτι με ελαιόλαδο και δεν υπερβάλλουμε, δεν μας παχαίνει.

Επίσης η βραστή πατάτα βοηθάει, όταν οι αιμορροΐδες είναι σε έξαρση. Υπάρχουν πολλές περιοχές της Ελλάδας που φημίζονται για την πατάτα τους.

Συμβουλή: Να φυλάτε σε σκιερό μέρος τις πατάτες σας και να μην τρώτε κάποιες που είναι πράσινες. Να τηρείτε και με αυτό το τρόφιμο, το «Μέτρον Άριστον» γιατί περιέχει πολύ άμυλο. Να μην τρώτε προτηγανισμένες πατάτες, γιατί είναι επεξεργασμένες και θα σας παχύνουν.

Δεν βοηθάει όταν προσπαθείτε να απαλλαγείτε από τις λιγούρες και στα πρώτα στάδια χάσιμου βάρους λόγω της γλυκιάς αμυλούχας γεύσης της.

Ρεβίθια(Κ-Β, Λ-Π-Κ, Υ-Π)

Τα ρεβίθια είναι πολύ νόστιμο τρόφιμο: περιέ-χουν φυτικές ίνες που βοηθούν στη ρύθμιση του σακχάρου στο αίμα, μειώνουν την LDL χοληστερόλη, βελτιώνουν το ευερέθιστο έντερο. Πρέπει να μουσκεύονται αποβραδίς.

Επίσης η σπάνια Β9 που υπάρχει στα ρεβίθια, τα κάνει απαραίτητα στον οργανισμό και γι' αυτό πρέπει να τα τρώμε συχνά.

Στην Ελλάδα καλλιεργούνται 150.000 στρέμμα-τα, κυρίως στη Στερεά Ελλάδα, τη Θράκη και τη Μακεδονία.

Μυστική Διατροφή

Ρόκα(Κ-Β, Λ-Π-Κ, Υ-Π)

Περιέχει βιταμίνη Α, C, Ε και ασβέστιο. Η ρόκα έχει ένα περίεργο χαρακτηριστικό καθώς το βράδυ απελευθερώνει ένα υπέροχο άρωμα, ενώ καθ' όλη τη διάρκεια της μέρας είναι σχεδόν άοσμη. Μάλιστα κυκλοφορεί μια συνταγή που λέγεται πως είναι πολύ αφροδισιακή.

Πρόκειται για ένα μείγμα φυτών: άνηθος, κάρδαμο, φάβα, καρύδι, κρεμμύδι, τσουκνίδα, μαϊντανός, κουκουνάρι, πράσο και ρόκα (το βασικό συστατικό). Για πικάντικη γεύση στις σαλάτες σας, επιλέξτε τη ρόκα.

Ραπανάκια(Κ-Β, Λ-Π-Κ, Υ-Π)

Έχουν ρίζες πριν 4000 χρόνια, κάπου στη Μέση Ανατολή. Οι Αρχαίοι Έλληνες και Ρωμαίοι τα είχαν σε μεγάλη εκτίμηση.

Τα ραπανάκια παρόλο που είναι για την «όρεξη», όπως λέει ο λαός, είναι δυσκολοχώνευτα και δεν τα δέχονται όλοι οι οργανισμοί.

Αν όμως, τα δέχεστε, σας λέω ότι είναι διουρητικά και «καθαρίζουν» το αναπνευστικό σύστημα.

Τα ραπανάκια είναι ένα από τα πιο θρεπτικά λαχανικά, αφού περιέχουν πληθώρα θρεπτικών συστατικών. Είναι εξαιρετική πηγή βιταμίνης Α, βιταμίνης C, Ε και Β6, φυλλικού οξέος, χαλκού, ασβεστίου και φυτικών ινών.

Τα ραπανάκια μπορούμε να τα τρώμε σκέτα σαν ορεκτικό, ή να στολίζουμε τις σαλάτες μας.

Ραδίκια(Κ-Β, Λ-Π-Κ, Υ-Π)

Οι αρχαίοι Έλληνες και οι Ρωμαίοι το χρησιμοποιούσαν για τις φαρμακευτικές του ιδιότητες. Τα ραδίκια είναι πολύ πλούσια σε

Σιάσιος Εμμανουήλ

βιταμίνη Α. Ακόμη, βοηθάνε στην πέψη και καθαρίζουν το αίμα. Θεωρούνται εξαιρετικό διουρητικό, πολύ καλό τονωτικό, χωνευτικό κι αποτοξινωτικό.

Είναι πλούσια σε βιταμίνη Α, C, D σίδηρο, κάλιο, μαγνήσιο, ασβέστιο.

Έχουν πικρή γεύση που κάποιοι πρωτόγονοι λαοί, πίστευαν ότι θεραπεύει ασθένειες.

Η αλήθεια είναι ότι το πικρό ζουμί τους, ανοίγει την όρεξη και αποτοξινώνει τον οργανισμό.

Συνοδέψτε τα ψάρια σας και τα κρεατικά σας με ραδίκια και αν σας αρέσει πιείτε και το πικρό ζουμί τους. Υπάρχουν και «ήμερα» ραδίκια που δεν είναι πικρά. Αγοράστε τα φρέσκα, από τις λαϊκές αγορές.

Σπαράγγι(Κ-Β, Λ-Π-Κ, Υ-Π)

Το σπαράγγι ήταν γνωστό από τους αρχαίους χρόνους ως ένα σπάνιο και από τα πιο ακριβά χορταρικά που μπορούσαν να γευθούν υψηλές κοινωνικές τάξεις με πλούσιο βαλάντιο. Στη χώρα μας σπαράγγια καλλιεργούνται στη Μακεδονία και τη Θράκη.

Από τον Μάρτιο μέχρι τον Μάιο, μπορούμε να βρούμε φρέσκα, νόστιμα σπαράγγια. Μπορεί να είναι πράσινα ή άσπρα. Σε κάποιες περιοχές μπορεί να είστε τυχεροί και να βρείτε και άγρια.

Στην χώρα μας το σπαράγγι συσκευάζεται και διατίθεται κυρίως στις αγορές του εξωτερικού νωπό για κατανάλωση.

Τα σπαράγγια έχουν μεγάλη θρεπτική αξία, κα-θόλου λίπος και χοληστερόλη, ενώ έχουν πολύ νάτριο, κάλιο, φολικό οξύ, θειαμίνη και βιταμίνες Β6, Α και C.

Όταν είναι φρεσκοκομμένο περιέχει 90-95% νερό. Πριν βράσουμε τα σπαράγγια είναι απαραίτητο να τα καθαρίσουμε

Μυστική Διατροφή

από τη φλούδα.

Δοκιμάστε το όπου το βρείτε, κυρίως φρέσκο, αυτό το εκλεκτό, φημισμένο, ελληνικό τρόφιμο. Τα σπαράγγια μπορείτε να τα φάτε μόνα τους με λαδολέμονο, γίνονται ωραία ομελέτα, στο φούρνο με τυρί και μαγειρεύονται με κρέας ή ζυμαρικά.

Σπανάκι(Κ-Β, Λ-Π-Κ, Υ-Π)

Το σπανάκι είναι ένα από τα πλουσιότερα σε θρεπτικά συστατικά πράσινα λαχανικά.

Ένα φλιτζάνι βρασμένο σπανάκι υπερκαλύπτει τις ημερήσιες ανάγκες του οργανισμού μας σε βιταμίνες Α και Κ.

Το σπανάκι είναι ιδιαίτερα πλούσιο σε αντιοξειδωτικά και θωρακίζει τα αγγεία.

Θεωρείται από τα πιο ωφέλιμα χορταρικά και βοηθάει στην πέψη.

Επίσης, είναι πολύ ευεργετικό σε όσους υποφέρουν από ρευματισμούς, αρθριτικά. Επειδή είναι πλούσιο σε φώσφορο, είναι απαραίτητο σε όσους εργάζονται πνευματικά και ιδιαίτερα στα παιδιά και τους εφήβους.

Συμβουλή: Το σπανάκι είναι διαθέσιμο στην αγορά όλο το χρόνο. Ωστόσο, οι περίοδοι κατά τις οποίες έχει την καλύτερη σύσταση και γεύση και προτείνω να το αγοράζετε, είναι από το Μάρτιο έως το Μάιο και από το Σεπτέμβριο έως τον Ο-κτώβριο. Το σπανακόρυζο και η σπανακόπιττα, αλλά και σουπιές με σπανάκι είναι οι δημοφιλέστερες εκδοχές του. Μπορείτε να το χρησιμοποιείτε και στις σαλάτες σας.

Σέλινο(Κ-Β, Λ-Π-Κ, Υ-Π)

Στα αρχαία χρόνια σαν στεφάνι αντάμειβε τους νικητές της Νεμέας. Το σέλινο είναι ευεργετικό στο συκώτι, στα νεφρά και στην καρδιά.

Η φήμη του είναι μεγάλη ως άριστο αφροδισιακό. Χρησιμοποιούμενο στη μαγειρική ανοίγει την όρεξη και δίνει ευχάριστη γεύση και άρωμα στα ψάρια, στις σούπες, στο χοιρινό και τελευταία και στις σαλάτες μας.

Σκόρδο(Κ-Β, Λ-Π-Κ, Υ-Π)

Μπορεί να μην αντέχουν και πολύ οι άλλοι, λόγω μυρωδιάς, όταν τρώτε σκόρδο.

Όμως ξανασκεφτείτε το. Μάθετε να χρησιμοποιείτε το σκόρδο, ωμό ή ψημένο, πέρα απ' την κλασική σκορδαλιά, σε όσα περισσότερα φαγητά και σαλάτες μπορείτε.

Θεωρείται αποτελεσματικό για την καταπολέμηση του κρυολογήματος και των μολύνσεων.

Το σκόρδο έχει την ιδιότητα να θανατώνει επικίνδυνα βακτηρίδια στο στομάχι.

Ο καλύτερος τρόπος είναι το σκόρδο να τρώγεται ωμό. Όταν ψηθεί το σκόρδο, χάνει την ικανότητα να δημιουργεί την δραστική ουσία allicin, η οποία είναι υπεύθυνη για τις ευεργετικές του επιδράσεις.

Συμβουλή: Η καθημερινή κατανάλωση μιας σκελίδας φρέσκου σκόρδου, μπορεί να μειώσει τη χοληστερόλη αίματος.

Προβλήματα εμφανίζονται όταν κάποιος φάει περισσότερες από 4 σκελίδες την ημέρα. Στις ποσότητες αυτές το στομάχι αναστατώνεται, δημιουργείται φούσκωμα και καούρα. Το σκόρδο είναι βασικό συστατικό στο τζατζίκι μας.

Μυστική Διατροφή

Φακές(Κ-Β, Λ-Π-Κ, Υ-Π)

Οι φακές είναι ένα όσπριο με πολλή μεγάλη θρεπτική αξία. Αποτελούν πλούσια πηγή σύνθετων υδατανθράκων, φυτικών πρωτεϊνών, φυτικών ινών, βιταμινών, μετάλλων και ιχνοστοιχείων.

Οι μεγάλες ποσότητες φυτικών ινών που περιέχουν οι φακές βοηθούν στην καλή λειτουργία του γαστρεντερικού συστήματος και μας χορταίνουν.

Οι φυτικές πρωτεΐνες που περιέχονται στις φακές είναι πλούσιες σε αμινοξέα και παρέχουν υψηλής ποιότητας πρωτεΐνη.

Οι φακές είναι πλούσιες σε διάφορες βιταμίνες, αλλά κυρίως σε αυτές του συμπλέγματος Β. Το φυλλικό οξύ αποτελεί χαρακτηριστικό παράδειγμα.

Επιπλέον, οι φακές αποτελούν πολύ καλή πηγή ασβεστίου και σιδήρου. Φυσικά βοηθούν στην δυσκοιλιότητα.

Συμβουλή: Ρίχτε ένα φυλλαράκι δάφνη στο μέσον του μαγειρέματος. Συνοδέψτε το πιάτο σας με ελιές και ξερό κρεμμύδι.

Φασόλια (ξερά) (Κ-Β, Λ-Π-Κ, Υ-Π)

Άλλη μια πηγή πρωτεΐνης που κι αυτή μπορεί θαυμάσια να συναγωνιστεί το κρέας στη διατροφή μας.

Τα φασόλια πρέπει να μουσκεύονται αποβραδίς για να γίνονται πιο εύπεπτα και να βράζουν εύκολα.

Τα φασόλια αποτελούν μια ιδιαίτερα θρεπτική τροφή και είναι μεταξύ των τροφών που πρέπει να καταναλώνονται με μεγάλη συχνότητα.

Ας μην ξεχνάμε επίσης ότι τα φασόλια μας έθρεψαν ως Έλληνες, καθώς η φασολάδα ήταν η πιο κύρια τροφή μας μετά τον Β' παγκόσμιο πόλεμο.

Βοηθούν στην καλή λειτουργία του εντέρου, δεν ανεβάζουν την χοληστερίνη και δεν παχαίνουν. Η ιδιότητά τους να μας φουσκώνουν έχει να κάνει με την υψηλή περιεκτικότητά τους σε ίνες.

Η δυσάρεστη δημιουργία αερίων όμως, σχετίζεται με μια σημαντική διεργασία στο σώμα μας: την απομάκρυνση των επικίνδυνων καρκινογόνων ουσιών από το γαστρεντερικό μας σύστημα και πιο συγκεκριμένα από το παχύ έντερο.

Τα φασόλια επίσης αποτελούν πολύ καλή πηγή σιδήρου. Δυστυχώς όμως, η απορρόφηση του σιδήρου δεν είναι υψηλή όπως συμβαίνει και με τα περισσότερα φυτικά τρόφιμα (μόλις το 3-8%).

Να ξέρετε ότι το λεμόνι, η ντομάτα, το κρεμμύδι, το καρότο και το λευκό κρασί μαζί με τα φασόλια, αυξάνουν έως και τρεις φορές τη απορρόφηση του σιδήρου τους.

Ταυτόχρονα, τα φασόλια συμβάλλουν στην καλή υγεία των οστών μας λόγω του ασβεστίου που περιέχουν.

Ο συνδυασμός φασολιών με φέτα αυξάνει την απορρόφηση του ασβεστίου και έτσι μας προσφέρει μια εξαιρετική λύση για την καλή υγεία των οστών.

Συνδυάστε λοιπόν τα φασόλια στο μαγείρεμα με σάλτσα ντομάτας, καρότο, κρεμμύδι και συνοδέψτε το πιάτο σας με ένα κομμάτι φέτα και ένα ποτήρι λευκό ελληνικό κρασί.

Τα φρέσκα φασολάκια(Κ-Β, Λ-Π-Κ, Υ-Π), είναι πολύ θρεπτικά και εύπεπτα και το καλοκαίρι δεν πρέπει να λείπουν από το εβδομαδιαίο μενού μας. Άλλωστε είναι πιο πολύ λαχανικά παρά όσπρια. Είναι από τα πιο δημοφιλή λαδερά μας φαγητά. Συνοδέψτε τα με τυρί φέτα.

Μυστική Διατροφή

Η Φάβα(Κ-Β, Λ-Π-Κ, Υ-Π)

Η φάβα είναι από τα αγαπημένα φαγητά των Ελλήνων. Βρίσκεται αρκετά συχνά στο τραπέζι. Είναι πολύ καλή πηγή θρεπτικών συστατικών.

Είναι πλούσια σε φυτικές ίνες, και συμβάλλει στην καλή λειτουργία του εντέρου.

Βοηθάει επίσης στον έλεγχο του σακχάρου στο αίμα καθώς και στη μείωση των επιπέδων χοληστερίνης.

Είναι πολύ καλή πηγή των βιταμινών του συμπλέγματος Β, όπως για παράδειγμα το φυλλικό οξύ και η θειαμίνη. Η φάβα είναι ένα από τα πιο δημοφιλή προϊόντα που έχουμε. Αφού την μαγειρέψετε, στολίστε τη με ελαιόλαδο, με χοντροκομμένο κρεμμύδι και λίγο μαϊντανό.

Σιάσιος Εμμανουήλ

Τρίτη κατηγορία
Ελιές(Κ-Β, Λ-Π-Κ, Υ-Π)

Στην Ελλάδα τις χρησιμοποιούμε κυρίως για λάδι. Είναι όμως πολύ νόστιμος καρπός από το πιο πολύτιμο δένδρο μας.

Η χώρα μας έχει πολλές ποικιλίες ελιάς για όλα τα γούστα. Πολλές από αυτές, είναι φημισμένες σε πολλές χώρες του εξωτερικού.

Τρώτε άφοβα με τα όσπρια ή τις σαλάτες σας ή σκέτες. Πιο υγιεινές είναι οι ελιές που δεν έχουν πολύ αλάτι.

Προτιμήστε τους παραγωγούς μας και προμηθευτείτε ένα μικρό τενεκέ. Αποφύγετε τις πολυκαιρισμένες ελιές της λαϊκής αγοράς και των σούπερ μάρκετ.

Ελαιόλαδο(Κ-Β, Λ-Π-Κ, Υ-Π)

Το Ελαιόλαδο και τα πολύτιμα οφέλη που προσφέρει στην υγεία μας, είναι γνωστά από την αρχαιότητα.

Όταν το τρώμε καθημερινά έχει σημαντικές ευεργετικές επιδράσεις στην υγεία μας. Περιέχει μονοακόρεστα λιπαρά οξέα.

Το ελαιόλαδο είναι διαφορετικό από τα άλλα φυτικά έλαια. Δεν προέρχεται από σύνθλιψη σπόρων, αλλά είναι χυμός από τον καρπό του δέντρου. Δεν υποβάλλεται σε άλλη επεξεργασία όπως τα σπορέλαια.

Το ελαιόλαδο είναι λίπος και μάλιστα από τα καλά. Είναι το καλύτερο ελληνικό προϊόν.

Συμβουλή: Προσοχή στα τυποποιημένα. Προτιμήστε το έξτρα παρθένο ελαιόλαδο και τους μικρούς παραγωγούς. Να το βάζετε στα φαγητά σας προς το τέλος του ψησίματος, για να αξιοποιείτε όλες τις ευεργετικές του ιδιότητες.

Να το χρησιμοποιείτε παντού, στις σαλάτες, στο τηγάνι, στα ψητά και τα μαγειρευτά φαγητά.

Μυστική Διατροφή

Τέταρτη κατηγορία
Ξηροί καρποί και σπόροι

Αμύγδαλα(Κ-Β, Λ-Π-Κ)

Η παραγωγή αμυγδάλων στην Ελλάδα συγκεντρώνεται κυρίως στη Θεσσαλία, στην περιοχή Αλμυρός. Στην Ελλάδα, η συνολική ποσότητα παραγόμενης αμυγδαλόψιχας ανέρχεται στους 12.000 τόνους.

Τα τελευταία χρόνια οι αυξημένες εισαγωγές αμυγδάλων από χώρες του εξωτερικού έχουν οδηγήσει στη μείωση της ντόπιας παραγωγής παρότι τα ελληνικά αμύγδαλα διακρίνονται για την εξαιρετική ποιότητά τους τόσο σε εμφάνιση όσο και σε γεύση.

Τα αμύγδαλα στη φυσική τους μορφή και όχι τα αλατισμένα, είναι πολύ θρεπτικά.

Τα αμύγδαλα αποτελούν επίσης μια εξαιρετική πηγή μεταλλικών στοιχείων όπως: Μαγνήσιο, Κάλιο, Ασβέστιο.

Τα αμύγδαλα θεωρούνται πλούσια πηγή μονοακόρεστων λιπαρών οξέων, βιταμίνης Ε και βιταμίνης Β2.

Η βιταμίνη Β2 είναι η καταλληλότερη για αντιμετώπιση προβλημάτων του δέρματος.

Έχουν χαμηλή περιεκτικότητα σε κορεσμένο λίπος. Μια χουφτίτσα ανάλατα αμύγδαλα, είναι πολύ χορταστικό μικρογεύμα, καθαρή τροφή και με πολλά θρεπτικά συστατικά.

Ηλιόσποροι(Κ-Β, Λ-Π-Κ)

Στην κατηγορία των ξηρών καρπών από τα πλέον θρεπτικά και υγιεινά προϊόντα είναι οι ηλιόσποροι.

Αυτό οφείλεται στην υψηλή τους περιεκτικότητα σε ακόρεστα λιπαρά οξέα.

Τα ακόρεστα λιπαρά οξέα είναι ευεργετικά για τον ανθρώπινο

οργανισμό και είναι απαραίτητα για τη διατροφή σας.

Είναι πλούσια σε πρωτεΐνες και φυτικές ίνες. Στην Ελλάδα με τόσο ήλιο, είναι αδύνατο να μην τρώμε ηλιόσπορους.

Μπορούμε να τους τρώμε σαν μικρογεύμα, μια χουφτίτσα ανάλατους. Το ηλιέλαιο δεν το χρειάζεστε, γιατί είναι επεξεργασμένο.

Κουκουνάρι(σπόρος) (Κ-Β, Λ-Π-Κ,Υ-Π)

Περιέχει σημαντικά ποσά βιταμίνης Ε, βιταμίνης Κ και μαγνησίου. Επίσης περιέχει το πινολενικό οξύ, που βοηθάει στην καταπολέμηση της παχυσαρκίας, μέσω της δράσης του σε δύο ορμόνες που ελέγχουν τον κορεσμό.

Στολίστε τις σαλάτες σας και τα φαγητά σας με κουκουναρόσπορο, γιατί νοστιμίζει και δεν παχαίνει. Φυσικά πάντα: Μέτρον Άριστον.

Κολοκυθόσποροι (Πασατέμπος) (Κ-Β, Λ-Π-Κ)

Είναι φυσικό και πολύ θρεπτικό προϊόν. Το λίπος που περιέχουν είναι πλούσιο σε ακόρεστα λιπαρά οξέα. Το ποσοστό των πρωτεϊνών τους κυμαίνεται στα 30-40%.

Έχουν την υψηλότερη περιεκτικότητα σε σίδηρο από οποιοδήποτε άλλο είδος σπόρων. Περιέχουν επίσης βιταμίνες Ε και C. Μπορούμε να τους τρώμε μια χουφτίτσα ανάλατους, σαν μικρογεύμα.

Κάστανα(Κ-Β, Λ-Π-Κ)

Τα κάστανα είναι πολύ θρεπτικά και εύπεπτα, αλλά είναι προτιμότερο όταν τα τρώμε με άδειο στομάχι για να τα χωνεύετε πιο καλά.

Μυστική Διατροφή

Όσοι μπορούν είναι ακόμη καλύτερο να τα τρώνε ωμά, παρόλο που και ψητά ή βραστά είναι το ίδιο ωφέλιμα. Πολλοί νομίζουν ότι παχαίνουν. Αυτό δεν ισχύει. Αν τα τρώμε με μέτρο και μόνα τους, είναι ένας από τους πιο νόστιμους καρπούς.

Καρύδια(Κ-Β, Λ-Π-Κ)

 Τα καρύδια είναι μια από τις πιο πλήρεις τροφές. 150 gr καρύδια ισοδυναμούν σε θρεπτική αξία με μια μερίδα κρέας.
 Τα καρύδια αποτελούν μια από τις καλύτερες πηγές ω-3 και ω-6 λιπαρών οξέων και αντιοξειδωτικών ουσιών στη φύση.
 Τα καρύδια είναι απαραίτητα στην διατροφή σας, γιατί βοηθάνε στην βελτίωση της λειτουργίας των αγγείων.
 Προσοχή όταν τα αγοράζετε. Ελέγξτε τη χώρα παραγωγής. Προτιμήστε τα ελληνικά καρύδια (Θεσσαλία, Μακεδονία, Εύβοια κ.λ.π). Προσέξτε τα πολυκαιρισμένα.
 Τα ελληνικά καρύδια βγαίνουν στην αγορά μας τον Αύγουστο. Όταν τα αγοράζετε, ελέγξτε την ψίχα τους, η οποία πρέπει να είναι καθαρή, να μην έχει τσόφλια και το χρώμα της να είναι άσπρο. Αν είναι μαύρο, σημαίνει ότι τα καρύδια είναι κατώτερης ποιότητας.

Λιναρόσπορος(Κ-Β, Λ-Π-Κ)

 Αν και η πιο γνωστή διατροφική πηγή των ω3 είναι τα λιπαρά ψάρια, υπάρχουν και άλλες πηγές, που μπορούν να μας τα προσφέρουν.
 Μία από αυτές είναι και ο λιναρόσπορος.
 Ο λιναρόσπορος έχει σημαντικές αντιοξειδωτικές ιδιότητες, έχει ελαφρά γλυκιά γεύση και κυκλοφορεί σε τρεις τύπους: σκούρος, (χωρίς επεξεργασία), αποφλοιωμένος(με ανοιχτό ξανθό χρώμα). Περιέχει μια πολύτιμη ομάδα ουσιών που είναι γνωστές ως

λιγνάνες, που υπάρχουν και σε άλλα προϊόντα της φύσης. Στον λιναρόσπορο είναι τουλάχιστον 80 φορές περισσότερες.

Έχει επίσης υψηλή περιεκτικότητα ινών. Βοηθά έτσι στη δυσκοιλιότητα και το σύνδρομο του ευερέθιστου εντέρου.

Ο καλύτερος τρόπος κατανάλωσης του λιναρόσπορου είναι οι αποφλοιωμένοι.

Ο λιναρόσπορος μπορεί να χρησιμοποιηθεί σε σαλάτες, σε πολύσπορα ψωμιά, σε μαγειρεμένα λαχανικά, ακόμα και στις σούπες.

Σουσάμι(Κ-Β, Λ-Π-Κ)

Είναι σπόρος, που παρουσιάζει ιδιαίτερο ενδιαφέρον, όσον αφορά τη θεραπευτική του χρήση από τα αρχαία κιόλας χρόνια.

Από την Αρχαία Ελλάδα ως την Κίνα, εκχυλίσματα σουσαμιού χρησιμοποιούνται ως βότανα για την καταπολέμηση της υπέρτασης και για παραγωγή φαρμάκων.

Το σουσάμι αποτελεί τρόφιμο με υψηλής βιολογικής αξίας φυτική πρωτεΐνη.

Είναι πλούσιο σε αμινοξέα. Το σουσάμι έχει μεγάλη περιεκτικότητα σε λιπαρά οξέα.

Στην πλειονότητά τους είναι μονοακόρεστα και πολυακόρεστα, με τα κορεσμένα να κατέχουν το μικρότερο ποσοστό.

Η αυξημένη παρουσία πολυακόρεστων λιπαρών οξέων καθιστά το σουσάμι μια ιδιαιτέρως απαραίτητη τροφή, καθώς τα συγκεκριμένα λιπαρά οξέα δεν μπορεί να τα συνθέσει ο ανθρώπινος οργανισμός.

Για τους παραπάνω λόγους είναι απαραίτητο το σουσάμι να αποτελεί αναπόσπαστο συστατικό της διατροφής σας, όλο το χρόνο, πάντα με μέτρο.

Μυστική Διατροφή

Σταφίδες(Κ-Β, Λ-Π-Κ)

Οι σταφίδες, άφθονες στην ηλιόλουστη χώρα μας, είναι πολύ θρεπτικές και καταπολεμούν τη δυσκοιλιότητα.

Θυμηθείτε ότι στην κατοχή: Οι σταφίδες έσωσαν πολλούς ανθρώπους απ' την αβιταμίνωση.

Το γεγονός ότι στη χώρα μας, τις έχουμε σε αφθονία μας κάνει ίσως να μην εκτιμούμε, κάποιες φορές τις τόσες ευεργετικές, αλλά και γευστικές ιδιότητές τους.

Ενώ, αντίθετα, σε κάποιες χώρες του εξωτερικού θεωρούνται μια σπάνια λιχουδιά που πρέπει να αναζητήσει κανείς σε εξειδικευμένα μαγαζιά.

Οι σταφίδες αποτελούσαν βασικό στοιχείο της διατροφής των προγόνων μας, που τους απέδιδαν ευεργετικές και μαγικές ιδιότητες.

Ιστορικά, η παραγωγή και το εμπόριο σταφίδας έχουν καθορίσει την οικονομική πορεία του ελληνικού κράτους.

Η χρεοκοπία του 1893 διά στόματος Χαριλάου Τρικούπη: «Δυστυχώς επτωχεύσαμεν», είχε ως βασική αιτία την πτώση στο εμπόριο της σταφίδας!

Οι σταφίδες, όπως σίγουρα θα γνωρίζετε, δεν είναι παρά αποξηραμένα σταφύλια.

Μια απόδειξη της ευρηματικότητας του ανθρώπου, καθώς με τον τρόπο αυτό εξασφαλιζόταν η παρουσία στη διατροφή ενός τροφίμου που η φύση το προσφέρει μόνο τους καλοκαιρινούς μήνες.

Ένα φλιτζάνι σταφίδες αντιστοιχεί σε 8 φλιτζάνια φρέσκο σταφύλι!

Αποτελούν καλή πηγή σιδήρου, καλίου και σεληνίου ενώ περιέχουν βιταμίνη Α και βιταμίνες Β και είναι πλούσιες σε φυτικές ίνες.

Περιέχουν τέλος, αντιοξειδωτικά και ένα μικρό ποσοστό

βιταμίνης C.

Οι φυτικές ίνες που περιέχουν δρουν κατά της δυσκοιλιότητας, των αιμορροΐδων και της χοληστερόλης.

Περιέχουν πάνω από 70% σάκχαρα, που στο μεγαλύτερο ποσοστό τους είναι φρουκτόζη.

Θα πίστευε κανείς ότι κάνουν ζημιά στα δόντια, λόγω της γλυκιάς τους γεύσης.

Στην πραγματικότητα οι σταφίδες περιέχουν ουσίες που καταπολεμούν τα βακτήρια του στόματος που ευθύνονται για την τερηδόνα και την ουλίτιδα, καταστέλλουν την ανάπτυξη μικροβίων στο στόμα, εμποδίζουν την προσκόλλησή τους στα δόντια και τα ούλα και εμποδίζουν τη δημιουργία οδοντικής πλάκας.

Συμβουλή: Οι σταφίδες διατηρούνται ιδανικά σε αεροστεγές δοχείο στο ψυγείο ή σε δροσερό μέρος και διατηρούν το χρώμα, τη γεύση και την θρεπτική τους αξία μέχρι και πέντε μήνες.

Αποφύγετε τις τυποποιημένες, γιατί περιέχουν χημικά πρόσθετα.

Μπορούμε να τρώμε, μία χουφτίτσα σταφίδες μαύρες ή ξανθές αντί για γλυκό. Όμως μην το παρακάνετε.

Φιστίκια(Κ-Β, Λ-Π-Κ)

Τα φιστίκια είναι προτιμότερο να τα καταναλώνετε ωμά. Επιπλέον οι πρωτεΐνες των φιστικιών είναι πλήρεις, δηλαδή, περιέχουν όλα τα βασικά αμινοξέα που δεν πρέπει να λείπουν από τον οργανισμό.

Τα συναντάμε σε δύο φυσικές εκδοχές:

Φιστίκια (Αιγίνης)

Στην Ελλάδα παράγουμε αποκλειστικά τα φιστίκια Αιγίνης που είναι φημισμένα.

Τα φιστίκια (Αιγίνης) είναι πλούσια σε ω3 και ω6 λιπαρά απαραίτητα για την διατροφή σας και βιταμίνες του

Μυστική Διατροφή

συμπλέγματος Β.

Φυστίκι αράπικο

Αράπικα φιστίκια παράγονται στην Καλαμάτα και είναι εξαιρετική πηγή των βιταμινών. Περιέχουν φυτικές στερόλες, ουσίες που συμβάλλουν στη μείωση της απορρόφησης της χοληστερόλης.

Συμβουλή: Γενικά όλα τα φιστίκια να τα τρώτε ωμά χωρίς αλάτι. Προσοχή στα εισαγόμενα φιστίκια. Μπορούμε να τα τρώμε, μια χουφτίτσα σαν μικρογεύμα.

Φουντούκια(Κ-Β, Λ-Π-Κ)

Τα φουντούκια είναι τα πιο εύπεπτα απ' όλους τους ξηρούς καρπούς, εκτός από τα ωμά Αιγινήτικα φιστίκια.

Τα φουντούκια περιέχουν σημαντική ποσότητα φυτικών ινών, που βοηθούν στην καλή λειτουργία του γαστρεντερικού συστήματος και σημαντικές ποσότητες μαγγανίου.

Η περιεκτικότητα των φουντουκιών σε χοληστερόλη είναι πολύ μικρή.

Περιέχουν την υψηλότερη περιεκτικότητα σε βιταμίνη Β6 η οποία είναι απαραίτητη για την καλή λειτουργία του νευρικού συστήματος.

Αν βρείτε ελληνικά φουντούκια προτιμήστε τα. Μια χουφτίτσα φουντούκια είναι ένα ικανοποιητικό μικρογεύμα.

Συμβουλή: Οι ανάλατοι ξηροί καρποί και οι σπόροι δεν παχαίνουν και είναι ωφέλιμοι για την υγεία μας και την διατροφή μας, αρκεί να μην τους συνοδεύουμε με ποτά και αναψυκτικά, που όπως ξέρουμε είναι επεξεργασμένοι υδατάνθρακες και μας παχαίνουν.

Καλό είναι να τους αποφεύγουμε όσο είμαστε στο 7ήμερο πρόγραμμα.

Σιάσιος Εμμανουήλ

Πέμπτη κατηγορία

Φρούτα

Μην τρώτε φρούτα όταν είστε στο επταήμερο πρόγραμμα

Αχλάδια(Κ-Β, Λ-Π-Κ)

Υπάρχουν αρκετές ποικιλίες αχλαδιών.

Στη Ελλάδα οι κυριότερες είναι: τα κρυστάλλια που το χρώμα τους είναι κιτρινοπράσινο και η σάρκα τους λευκή, οι περίφημες κοντούλες, με μέτριο μέγεθος καρπό, ελαφρύ πράσινο χρώμα εξωτερικά και θαυμάσιο άρωμα και γεύση. Δεν βρίσκονται εύκολα στις αγορές και η τιμή τους είναι λίγο τσουχτερή και τα βουτυράτα, με χρώμα κιτρινωπό εξωτερικά, αρκετά μεγάλα αχλάδια. Η σάρκα τους είναι μαλακή και η γεύση τους γλυκιά ελαφρώς βουτυράτη.

Τα αχλάδια μαζεύονται πριν ωριμάσουν καλά αλλά σε τέτοιο στάδιο ώστε στη συνέχεια η ωρίμανση να γίνει χωρίς να αλλοιωθεί η γεύση και το χρώμα τους.

Περιέχουν βιταμίνη C, ασβέστιο, νιασίνη, βιταμίνη Β6, φώσφορο και ποτάσιο. Βοηθούν στην δυσκοιλιότητα.

Συμβουλή: Μην τα τρώτε μαζί με εσπεριδοειδή (δηλαδή με τα ξινά), γιατί δεν χωνεύονται εύκολα μαζί. Να τα τρώτε με την φλούδα είναι ποιο θρεπτικά.

Δοκιμάστε όλες τις ελληνικές ποικιλίες. Είναι απλά υπέροχα.

Ακτινίδιο(Κ-Β, Λ-Π-Κ)

Το εξωτερικό του μέρος είναι χρώματος καφέ και το εσωτερικό είναι χυμώδες, με πράσινο χρώμα και μικρά σποράκια, χρώματος μαύρου.

Μυστική Διατροφή

Ο καρπός του ακτινιδίου είναι πλούσιος σε κάλιο, μαγνήσιο, φώσφορο, φυτικές ίνες και ιχνοστοιχεία. Επίσης, διαθέτει περισσότερη βιταμίνη C σε σχέση με οποιοδήποτε άλλο φρούτο.

Ακόμα, τα μαύρα μικρά σπόρια στο ακτινίδιο είναι πλούσια σε Ω-3 λιπαρά, που είναι πολύ σημαντικά για την διατροφή σας.

Η Κίνα θεωρείται επικρατέστερη πατρίδα του ακτινιδίου, από τα αρχαία χρόνια.

Το γνωστότερο είδος που καλλιεργείται στην Ελλάδα ονομάζεται "ακτινίδιον το σινικό".

Το ακτινίδιο, για να ευδοκιμήσει χρειάζεται περιοχές με ήπιο χειμώνα και θερμό και υγρό καλοκαίρι.

Για το λόγο αυτό, στον ελληνικό χώρο, καλλιεργείται στη Αιγάνη Λαρίσης και στην Πιερία, όπου έχει κατοχυρωθεί με ονομασία προέλευσης (ΠΓΕ) από το 2002, στην περιοχή του ποταμού Σπερχειού στη Φθιώτιδα όπου έχει κατοχυρωθεί με πιστοποιημένη ονομασία προέλευσης (ΠΟΠ) αλλά και στην Πέλλα, την Ημαθία, το Μεσολόγγι, τα Χανιά και την Πρέβεζα.

Ανακαλύψτε λοιπόν το ελληνικό ακτινίδιο, βάλτε το στην διατροφή σας ακόμη και αν δεν σας αρέσει και πολύ. Είναι ένα απαραίτητο φρούτο.

Βερίκοκο(Κ-Β, Λ-Π-Κ)

Τα βερίκοκα με τα μέταλλα που περιέχουν, ρυθμίζουν τη λειτουργία των εντέρων και είναι πολύ ευεργετικά για τη δυσκοιλιότητα αλλά και για τη διάρροια.

Η Ελλάδα κατέχει την 6η Θέση στην Ευρώπη με παραγωγή μεγαλύτερη από 40.000 τόνους το χρόνο.

Υπάρχουν 12 ποικιλίες βερίκοκου με παρόμοια γεύση, αλλά με διαφορές στο μέγεθος και το χρώμα (που κυμαίνεται από το κίτρινο στο βαθύ πορτοκαλί).

Η εποχή του βερίκοκου αρχίζει από το τέλος του Μαΐου και

διαρκεί, ανάλογα με την ποικιλία, μέχρι τα μέσα Αυγούστου. Τα καλύτερα είναι τον Ιούνιο και τον Ιούλιο.

Είναι ιδιαίτερα πλούσιο σε βιταμίνη Α και περιέχει υδατάνθρακες, πεκτίνη, βιταμίνη C, βιταμίνη B1, βιταμίνη B2, β-καροτένιο, σίδηρο, ασβέστιο, κάλιο και σχεδόν όλα τα υπόλοιπα ιχνοστοιχεία και βιταμίνες, ενώ αποτελεί και κύρια πηγή κυτταρινών.

Δεν περιέχει καθόλου χοληστερίνη και νάτριο.

Συμβουλή: Αποφεύγετε τα αποξηραμένα βερίκοκα γιατί είναι συνήθως επεξεργασμένα και περιέχουν πρόσθετη ζάχαρη.

Δαμάσκηνα(Κ-Β, Λ-Π-Κ)

Είναι γνωστό σε όλους ότι τα δαμάσκηνα έχουν καθαρτικές ιδιότητες.

Τα δαμάσκηνα είναι ένα από τα πιο ευεργετικά φρούτα που μας προσφέρει απλόχερα η Ελληνική γη. Είναι πλούσια σε κάλιο, σίδηρο, φώσφορο, ασβέστιο και μαγνήσιο.

Αποτελούν πλούσια πηγή αντιοξειδωτικών βιταμινών όπως η βιταμίνη Α που βοηθά στην όραση και στην υγεία του δέρματος και η βιταμίνη C που είναι απαραίτητη για την ανάπλαση των ιστών. Επίσης είναι ευεργετικά, στην δυσκοιλιότητα.

Θα τα βρείτε φρέσκα στις λαϊκές μας αγορές.

Προσοχή στα ξερά δαμάσκηνα. Οι συσκευασίες μπορεί να περιέχουν και άλλα συστατικά.

Κορόμηλα(Κ-Β, Λ-Π-Κ)

Περιέχουν πολύ σίδηρο και είναι αποτοξινωτικά.

Είναι πλούσια σε βιταμίνη C και περιέχουν ακόμα βιταμίνη Α και νικοτινικό οξύ.

Τα κορόμηλα πρέπει να τρώγονται ώριμα. Το κορόμηλο ή

τζάνερο έχει χρώμα κόκκινο, κιτρινωπό ή πράσινο ανάλογα με την ποικιλία. Η γεύση του κορόμηλου είναι γλυκιά και αρωματική και διαφέρει ελάχιστα από ποικιλία σε ποικιλία. Υπάρχουν αρκετές ποικιλίες κορόμηλων.

Η μπουρνέλα είναι ο μεγαλύτερος σε μέγεθος καρπός και θεωρείται ο πιο εύγευστος. Τα πράσινα κορόμηλα έχουν αρωματική νόστιμη γλυκόξινη γεύση. Τα κίτρινα είναι τα μικρότερα του είδους και τα πιο γλυκά.

Κεράσια(Κ-Β, Λ-Π-Κ)

Τα κεράσια βοηθάνε στη διούρηση και στην πέψη. Ήταν γνωστά πριν από το 300 π.χ.

Τα περιέγραψε για πρώτη φορά ο Έλληνας πατέρας της Βοτανολογίας Θεόφραστος.

Οι κερασιές είναι δέντρα πολύ ευεργετικά για την υγεία μας. Τα κεράσια περιέχουν μεγάλες ποσότητες βιταμινών Α και C, ενώ σε αφθονία βρίσκονται επίσης ιχνοστοιχεία, όπως είναι το κάλιο, το ασβέστιο και ο φώσφορος.

Τέλος, τα κεράσια βοηθούν στη ρύθμιση της σωστής λειτουργίας του εντέρου.

Τα ελληνικά κεράσια και ιδιαίτερα της Βόρειας Ελλάδας είναι φημισμένα.

Καρπούζι(Κ-Β, Λ-Π-Κ)

Το μεγαλύτερο ευεργέτημα του καρπουζιού στον ανθρώπινο οργανισμό, είναι ότι καθαρίζει τα νεφρά. Στην Ελλάδα υπάρχει πολύ μεγάλη παραγωγή καρπουζιού.

Το συναντάμε κυρίως σε δύο σχήματα. Στο στρογγυλό που είναι σκούρο πράσινο και στο μακρόστενο που είναι σε πιο ανοικτό πράσινο και έχει και ρίγες. Ο μύθος ότι παχαίνει δεν ισχύει. Έχει μεγάλη περιεκτικότητα σε νερό και είναι δροσιστικό και γλυκό. Εμείς οι Έλληνες το συνοδεύουμε και με φέτα τυρί.

Ταιριάζει υπέροχα. Τα καλοκαίρια μας θα ήταν πιο φτωχά, χωρίς αυτό το φρούτο.

Λεμόνι(Κ-Β, Λ-Π-Κ, Υ-Π)

Το λεμόνι δεν τρώγεται σαν φρούτο. Αυτό που χρησιμοποιούμε είναι ο χυμός του. Το λεμόνι είναι φτηνό και άφθονο στον τόπο μας.

Οι ιδιότητές του είναι πολλές: Καθαρτικό , αντιθρομβωτικό και αντιγριππικό.

Το λεμόνι έχει μεγάλη περιεκτικότητα σε βιταμίνη C η οποία βοηθάει στην ανάπτυξη αντίστασης του οργανισμού ενάντια στις μολύνσεις, στα κρυολογήματα και στην γρίπη, βοηθάει στην αντιοξειδωτική άμυνα του οργανισμού ενάντια στις ελεύθερες ρίζες και βοηθάει να απαλλαγούμε από την δυσπεψία.

Το λεμόνι αποτελούσε γιατρικό για το σκορβούτο πολύ πριν ανακαλυφθεί η βιταμίνη C. Προτιμάτε τα ελληνικά λεμόνια.

Δεν υπάρχει λόγος να χρησιμοποιείτε χυμούς και άλλα παράγωγα λεμονιού, αφού στη χώρα μας βρίσκεις όλο τον χρόνο φρέσκα ελληνικά λεμόνια. Δοκιμάστε να έχετε τη δική σας λεμονιά, όσοι έχετε κήπο ή αυλή.

Μήλα(Κ-Β, Λ-Π-Κ)

Υπάρχει κανείς που να μην έχει ακούσει το γνωστό: Ένα μήλο την ημέρα, το γιατρό τον κάνει πέρα;" Ε, λοιπόν, η παροιμία αυτή είναι πέρα για πέρα σωστή. Τα μήλα ευεργετούν όλο τον ανθρώπινο οργανισμό ξεκινώντας απ' τα δόντια και καταλήγοντας στο πεπτικό σύστημα και τα νεφρά.

Στην ελληνική μυθολογία, τα μήλα είχαν τη γεύση μελιού και

Μυστική Διατροφή

θεωρούνταν ότι θεράπευαν όλες τις ασθένειες. Αποτελεί πράγματι ένα εξαιρετικό φρούτο.

Είναι ιδιαίτερα θρεπτικό, καθώς περιέχει αρκετές φυτικές ίνες, βιταμίνες (C), αντιοξειδωτικά και μέταλλα πολύ χρήσιμα και ωφέλιμα για τον ανθρώπινο οργανισμό, ενώ αποτελείται από νερό σε ποσοστό 84%.

Πολλαπλά είναι τα οφέλη για την υγεία από την κατανάλωση μήλων, καθώς μας παρέχει αντιγηραντική, αγχολυτική, ηρεμιστική και αντιπυρετική προστασία.

Από την άλλη πλευρά, οι φυτικές ίνες στην καλύτερη λειτουργία του εντερικού σωλήνα και συμβάλλουν σημαντικά στη μείωση της δυσκοιλιότητας.

Αξίζει να σημειωθεί ότι το άρωμα των μήλων έχει μια ηρεμιστική επίδραση σε πολλούς ανθρώπους, καθώς έχει την τάση να μειώνει την πίεση.

Ειδικά στους καπνιστές, συνιστάται η άφθονη και συχνή κατανάλωση μήλων.

Τέλος, το μήλο αποτελεί εξαιρετικό φυσικό καθαριστικό(βοηθά στην υγιεινή και την λεύκανση) για τα δόντια, αν το τρώτε με τη φλούδα.

Συμβουλή: Προτιμήστε να τρώτε το μήλο, παρά να πίνετε το χυμό του. Σας συνιστώ, να το καταναλώνετε ολόκληρο, μαζί με τη φλούδα του, γιατί εκεί βρίσκονται κυρίως οι φυτικές ίνες. Επιλέξτε μήλα από τις πλούσιες Ελληνικές ποικιλίες.

Μανταρίνια(Κ-Β, Λ-Π-Κ)

Τα μανταρίνια είναι πολύ ευεργετικά για τα λιπαρά δέρματα για να γίνουν ξανά φυσιολογικά. Την ώρα που το ξεφλουδίζετε, ξεχύνεται ένα από τα πιο ατμοσφαιρικά αιθέρια έλαια που διεγείρουν διάφορα κύτταρα του εγκεφάλου.

Είναι συνήθως άσπορα, μικρού σχετικά μεγέθους. Είναι τα

εσπεριδοειδή που προτιμούν τα παιδιά. Αποτελεί φρούτο που συμβολίζει τη μακροζωία.

Ανήκει στην ομάδα των εσπεριδοειδών όπως το πορτοκάλι, το γκρέιπφρουτ και το λεμόνι. Είναι πλούσια πηγή καλίου και βοηθά στην μείωση της αρτηριακής πίεσης.

Είναι διαθέσιμα από τον Νοέμβριο έως τα τέλη Φεβρουαρίου, με τις μεγαλύτερες ποσότητες τον Ιανουάριο. Άλλο ένα υπέροχο φρούτο. Φάτε το άφοβα.

Μπανάνα(Κ-Β, Λ-Π-Κ)

Η μπανάνα είναι πάρα πολύ θρεπτική. Δεν περιέχει πολλά λιπαρά και δεν έχει ίχνος χοληστερίνης.

Το όνομα μπανάνα προέρχεται από την αραβική λέξη banan, που σημαίνει δάκτυλο.

Ευδοκιμεί κυρίως σε τροπικό κλίμα, ενώ η συλλογή της γίνεται, ενώ έχει ακόμα χρώμα πράσινο καθώς το φρούτο συνεχίζει να ωριμάζει πολύ γρήγορα μετά την κοπή του.

Πρωτοεμφανίστηκε στην περιοχή της Μαλαισίας. Ο Μέγας Αλέξανδρος έφερε το φρούτο στην Ευρώπη.

Είναι πιθανώς το δημοφιλέστερο φρούτο παγκοσμίως. Η μπανάνα είναι πλούσια σε φυτικές ίνες και θρεπτικά συστατικά και σε καμία περίπτωση δεν πρέπει να λείπει από την διατροφή σας.

Είναι ένα από τα λίγα εισαγόμενα προϊόντα που προτείνω. Αν και ευδοκιμεί και στην Κρήτη και στην Μεσσηνία. Μια μπανάνα είναι ένα πολύ χορταστικό μικρογεύμα.

Ο λόγος που την προτείνω είναι γιατί μπορεί να χρησιμοποιηθεί αντί γλυκού.

Μυστική Διατροφή

Πορτοκάλι(Κ-Β, Λ-Π-Κ)

Τα πορτοκάλια περιέχουν περισσότερες από 170 διαφορετικές φυτοχημικές και περισσότερες από 60 φλαβονοειδείς ουσίες.
Επίσης έχουν αντιφλεγμονώδη δράση και έχουν ισχυρή αντιοξειδωτική δράση.
Παρά το γεγονός ότι τα πορτοκάλια υπάρχουν σε αφθονία στην πατρίδα μας και δεν είναι ακριβά, εν τούτοις η κατανάλωση τους από τον κόσμο δεν φθάνει στα επίπεδα που θα έπρεπε. Η μόδα των τυποποιημένων χυμών έχει μειώσει κατά πολύ την κατανάλωση των ολόκληρων φρούτων.
Όπως όμως ξέρετε, οι χυμοί αυτοί είναι επεξεργασμένοι και περιέχουν χημικά πρόσθετα. Επίσης να θυμάστε ότι ούτε οι φυσικοί χυμοί δεν μπορούν να αντικαταστήσουν το φρούτο.
Συμβουλή: Δοκιμάστε λοιπόν όλες τις ελληνικές ποικιλίες και τα κάπως σπάνια σαγκουίνια. Είναι μια γρήγορη πηγή βιταμίνης C.

Πεπόνι(Κ-Β, Λ-Π-Κ)

Το πεπόνι αποτελεί όαση δροσιάς με πλούσια γεύση και χρυσαφένιο άρωμα και αποτελεί ένα από τα πιο διαδεδομένα καλοκαιρινά φρούτα.
Σήμερα, στην Ελλάδα οι μεγαλύτερες καλλιέργειες βρίσκονται κυρίως στην Πελοπόννησο αλλά και την Κρήτη.
Στη χώρα μας, το πεπόνι κατέχει υψηλή θέση στις προτιμήσεις των καταναλωτών, λόγω της ιδιαίτερα γλυκιάς αλλά και δροσιστικής γεύσης που έχει.
Είναι πλούσιο σε βιταμίνες A και C, καθώς και σε θειαμίνη, νιασίνη, Β6 και κάλιο ενώ δεν περιέχει χοληστερόλη. Καλό θα είναι να τρώγεται ώριμο. Όσο πιο ώριμο είναι το πεπόνι τόσο μεγαλύτερα ποσοστά β-καροτίνης περιέχει. Χαρακτηριστικό της ωριμότητάς του, είναι το άρωμά του.

Επομένως, διαλέγετε πεπόνια που έχουν ικανοποιητικό βάρος και είναι αρωματικά (γλυκιά οσμή).

Διαφορετικά τοποθετήστε το για μερικές μέρες σε θερμοκρασία δωματίου μέχρι να αποκτήσει το άρωμά του και μετά κόψτε το.

Όμως, μην αφήνετε το πεπόνι κομμένο σε φέτες για πολλή ώρα, διότι η βιταμίνη C που περιέχει, καταστρέφεται γρήγορα εάν εκτεθεί στον αέρα. Για αυτό και είναι πολύ σημαντικό να καταναλώνεται αμέσως, αφού κοπεί.

Επίσης το πεπόνι τρώγεται μόνο του γιατί εάν φαγωθεί με άλλα φρούτα δεν χωνεύεται εύκολα. Μπορείτε να τρώτε μια φέτα πεπόνι αντί για γλυκό.

Ρόδι(Κ-Β, Λ-Π-Κ)

Το ρόδι, θεωρείται παραδοσιακά ότι φέρνει καλοτυχία και αφθονία αγαθών στο σπίτι μας.

Από την αρχαιότητα, το ρόδι είχε μια ιδιαίτερη θέση στις αντιλήψεις, στη διατροφή και στην αντιμετώπιση των ασθενειών. Στην αρχαία Ελλάδα όπως και σήμερα, το ρόδι θεωρείται το φρούτο της γονιμότητας.

Στις θεραπευτικές ιδιότητες του ροδιού αναφέρεται άλλωστε και ο Όμηρος, ο Θεόφραστος, ο Διοσκουρίδης και ο Πλίνιος, ο οποίος μάλιστα αναφέρει τα ρόδια της Καρχηδόνας σαν την καλύτερη ποικιλία της εποχής του.

Σήμερα η σύγχρονη επιστήμη δείχνει ότι η σοφία των αρχαίων, είχε γερές βάσεις.

Το υψηλό επίπεδο των αντιοξειδωτικών στον χυμό ροδιού, προστατεύει από καρδιαγγειακά νοσήματα.

Ο καρπός ροδιού είναι ιδιαίτερα πλούσιος σε υδατάνθρακες και κάλιο.

Σημαντική είναι και η δράση του ροδιού στην μείωση της υψηλής αρτηριακής πίεσης.

Μυστική Διατροφή

Συμβουλή: Εντάξτε το ρόδι στην διατροφή σας, όχι μόνο για καλοτυχία αλλά και επειδή είναι ένα φρούτο, νόστιμο με ευεργετικές ιδιότητες.

Ροδάκινα(Κ-Β, Λ-Π-Κ)

Τα ροδάκινα αποτελούνται κατά 89% από νερό κι έτσι ενυδατώνουν τον οργανισμό και το δέρμα. Χάρη στα αντιοξειδωτικά, έχουν και αντιγηραντικές ιδιότητες.
Είναι ευκολοχώνευτα νόστιμα και ζουμερά.
Η καλύτερη εποχή για ροδάκινα είναι από τον Ιούνιο έως και τέλος Αυγούστου.
Οι πιο γνωστές ποικιλίες τους είναι τα λευκόσαρκα, που είναι ανοιχτόχρωμα εξωτερικά και έχουν λευκή σάρκα με έντονο άρωμα, καθώς και τα κιτρινόσαρκα που έχουν ελαφρώς κόκκινη φλούδα και κίτρινη, γευστική σάρκα.
Τα ροδάκινα είναι ιδιαίτερα ωφέλιμα για τον οργανισμό μας καθώς τον «πριμοδοτούν» με μεγάλη ποσότητα βιταμίνης Α. Είναι επίσης, καλή πηγή φολικού οξέος, ασβεστίου, φωσφόρου και νατρίου.
Τα ελληνικά ροδάκινα είναι από τα καλύτερα στην Ευρώπη.

Νεκταρίνια(Κ-Β, Λ-Π-Κ)

Διαφέρει από το ροδάκινο στο ότι ο καρπός του δεν έχει χνούδι και προήλθε από οφθαλμική μετάλλαξη (μάτισμα) της ροδακινιάς. Έγινε γνωστό στην Ελλάδα το 100 π.χ.

Σύκα(Κ-Β, Λ-Π-Κ)

Μια φορά κι ένα καιρό, πριν από πολλά χρόνια, στην αυλή ενός πλούσιου Αθηναίου άρχοντα φυόταν ένα μακρόβιο δέντρο, που ο κορμός του, τα κλαδιά και τα φύλλα του είχαν γαλακτώδη χυμό.

Ο πλούσιος άρχοντας ήταν υπερήφανος για το στολίδι του κήπου του και έλεγε μάλιστα, ότι ο Τιτάν Συκεύς είχε μεταμορφωθεί σε ένα τέτοιο δέντρο από την ίδια την μητέρα του τη Γη.

Ένα πρωί λοιπόν, ο άρχοντας ανακάλυψε ότι κάποιος στην διάρκεια της νύχτας έκλεψε τους καρπούς από το δέντρο του και έβαλε ανθρώπους να ψάξουν όλη την πόλη για να βρουν τους κλέφτες.

Το ίδιο έκαναν και οι υπόλοιποι άρχοντες, προσπαθώντας να προφυλάξουν κι αυτοί τα δικά τους δέντρα.

Έτσι σχηματίσθηκε μια ειδική ομάδα ανδρών, οι οποίοι παρακολουθούσαν και κατήγγειλαν αυτούς που έκλεβαν ή έκαναν εξαγωγή των πολύτιμων για την Αττική καρπών.

Οι άνδρες αυτοί με τον καιρό ονομάστηκαν συκοφάντες.

Οι ιατρικές ιδιότητες των σύκων ήταν γνωστές από την εποχή του Ιπποκράτη.

Οι καρποί είναι ωφέλιμοι για το συκώτι, ανακουφίζουν τον βήχα, το άσθμα και την φαρυγγίτιδα, ενώ παράλληλα είναι άριστο καθαρτικό και διουρητικό.

Όταν βρίσκετε φρέσκα και ώριμα σύκα, τρώτε μερικά και μάλιστα το πρωί. Καθαρίζουν τα έντερα και καταπολεμούν τη δυσκοιλιότητα.

Σταφύλια(Κ-Β, Λ-Π-Κ)

Σύμφωνα με τη μυθολογία ο θεός Διόνυσος το έφερε από την Ασία. Αμέσως κατέκτησε σπουδαία θέση στην ζωή της Αρχαίας Ελλάδας.

Τόσο ο Διόνυσος όσο κι οι περίφημες τελετές του συνδέθηκαν αποκλειστικά με το σταφύλι και ένα από τα προϊόντα του, το κρασί.

Ο χυμός τους είναι ισάξιος σε θρεπτική αξία με το μητρικό γάλα

Μυστική Διατροφή

(το ίδιο πλούσιος σε σάκχαρα, πρωτεϊνούχες ουσίες και μεταλλικά άλατα).

Αξιοσημείωτο, επίσης, είναι ότι από τα 16 μεταλλικά στοιχεία που είναι απαραίτητα στον ανθρώπινο οργανισμό, τα 12 πιο βασικά περιέχονται στα σταφύλια (κάλιο, ασβέστιο, σίδηρος, φώσφορος, μαγνήσιο, νάτριο, βόριο κ.ά.).

Παρόλο που πολλοί θεωρούν ότι τα κόκκινα σταφύλια είναι πιο ευεργετικά για την υγεία μας, στην πραγματικότητα όλα τα είδη σταφυλιού προσφέρουν παρόμοια οφέλη.

Το σταφύλι αυξάνει την διούρηση και καταπολεμά την κατακράτηση των υγρών.

Η κατανάλωση σταφυλιού βοηθάει σε καταστάσεις ύπαρξης δυσπεψίας, δυσκοιλιότητας και αιμορροΐδων.

Προσοχή: Τα σταφύλια πρέπει να πλένονται καλά γιατί οι καλλιεργητές τα ραντίζουν με θειάφι και γαλαζόπετρα.

Φράουλες(Κ-Β, Λ-Π-Κ)

Οι φράουλες είναι ένα νοστιμότατο φρούτο. Στην φραουλιά υπάρχουν αρκετές δραστικές ουσίες όπως τανίνη, σάκχαρα, ασβέστιο, φώσφορος, Θείο, ιώδιο, σίδηρος, μαγνήσιο, βιταμίνη C.

Οι φράουλες καθαρίζουν το αίμα, τονώνουν και ανοίγουν την όρεξη.

Συμβουλή: Αν τις βρείτε στους εθνικούς δρόμους σε πάγκους, αρχές καλοκαιριού, ανοίξτε το παράθυρο του αυτοκινήτου. Το άρωμά τους, θα σας αναγκάσει να τις αγοράσετε!

Σιάσιος Εμμανουήλ

Έκτη κατηγορία
Τρόφιμα από σιτάρι, βρώμη και ρύζι(Ελαφρώς επεξεργασμένες τροφές)

Βρόμη(νιφάδες) (Κ-Β, Λ-Π-Κ, Υ-Π)

Οι νιφάδες βρώμης αποτελούν μια εξαιρετική επιλογή πρωινού.
Όταν συνδυαστούν με ζεστό γάλα, μας δίνουν ένα νοστιμότατο, υψηλής διατροφικής αξίας πρωινό γεύμα. Αποτελεί καλή πηγή βιταμινών του συμπλέγματος Β και πρωτεϊνών, ενώ το πολύ πλούσιο περιεχόμενο της σε φυτικές ίνες σε χορταίνει.
Επειδή πωλούνται συσκευασμένες, προσοχή στα συστατικά της συσκευασίας.
Συμβουλή: Μην το κάνετε συνήθεια. Μην ξεχνάτε ότι ανήκει στους επεξεργασμένους υδατάνθρακες που μπορεί να σας παχύνουν.

Ζέα(ζειά)(Κ-Β)

Ζειά σημαίνει μακροζωία. Η ζέα (ζειά) ήταν το βασικό δημητριακό της αρχαιότητας.
Την ζέα(ζειά) την καλλιεργούσαν στην Ελλάδα μέχρι το 1928 περίπου.
Μετά από έρευνα που έγινε από επιτροπή υπό την υψηλή εποπτεία των μεγάλων δυνάμεων μετά την Μικρασιατική καταστροφή βρέθηκε ότι η ζειά είναι ένα από τα τρόφιμα που «ευθύνεται» για την ευφυΐα των Ελλήνων.
Στον εγκέφαλο του ανθρώπου υπάρχει ένας αδένας που δημιουργεί την μνήμη και την φαντασία στους ανθρώπους, με 300 διαφορετικές πρωτεΐνες (Αμινοξέα).
Αυτές οι πρωτεΐνες για να συνδεθούν, χρειάζονται μία κόλλα, για να κολλήσουν. Το ψωμί πού τρώμε από σιτάρι έχει τελείως

Μυστική Διατροφή

διαφορετικές πρωτεΐνες στηρίξεως, από το ψωμί από Ζειά.

Στο σιτάρι υπάρχει άφθονη η γλουτένη. Η γλουτένη είναι μία ισχυρή κόλλα και χρησιμοποιείται σαν φυσική κόλλα από τους ανθρώπους στην καθημερινή ζωή τους.

Η γλουτένη φτιάχνει δυνατή μνήμη, αλλά περιορισμένη, διότι συγκολλά περισσότερες πρωτεΐνες από όσες χρειάζεται.

Έτσι καταστρέφει την φαντασία και το δημιουργικό πνεύμα.

Αντίθετα ή πρωτεΐνη στηρίξεως της Ζειάς αφήνει τον εγκέφαλο να λειτουργεί ελεύθερα να συλλαμβάνει, να γεννάει νέες ιδέες, να δημιουργεί όνειρα, φαντασία, επιστήμη.

Οι αρχαίοι Έλληνες το γνώριζαν πολύ καλά αυτό, για αυτό τρέφονταν μόνο με Ζειά, γνώριζαν ότι η Ζειά τρέφει το πνεύμα.

Επί πλέον ή Ζειά περιέχει πολλά ιχνοστοιχεία πού χρειάζεται ό οργανισμός μας, και το αμινοξύ Λυσίνη, πού σήμερα πωλείται πανάκριβα σαν συμπλήρωμα στη διατροφή μας, ενώ θα το είχαμε από το ψωμί της Ζειάς, δωρεάν.

Ερευνώντας η επιτροπή, πού αναφέραμε πιο πάνω, την διατροφή των αρχαίων Ελλήνων έμεινε έκπληκτη.

Οι αρχαίοι δεν έτρωγαν ψωμί από σιτάρι. Το σιτάρι το είχαν τροφή για τα ζώα και το (ονόμαζαν πυρρό).

Έτρωγαν μόνο ψωμί από Ζειά ή Κριθάρι και στην ανάγκη μόνο από κριθάρι ανάμεικτο με σιτάρι.

Ο Μέγας Αλέξανδρος έτρεφε την στρατιά του μόνο με Ζειά, για να είναι οι άνδρες του υγιείς και πνευματικά ανεπτυγμένοι.

Μόλις οι κοσμοκράτορες διάβασαν αυτήν την έκθεση της επιτροπής, δίνουν εντολή το 1928 να αναιρεθεί αμέσως η καλλιέργεια Ζειάς στην Ελλάδα.

Αμέσως συνεννοούνται με τον Ελευθέριο Βενιζέλο να επιστρέψει στην Ελλάδα και να εξαφανίσει την Ζειά.

Ο Βενιζέλος, σε διάστημα 4 ετών κατάφερε να μην υπάρχει στην Ελλάδα ούτε ένα σπυρί Ζειάς για σπόρο.

Είπαν στον λαό ότι ή Ζειά είναι ζωοτροφή, για αυτό τα λεξικά την γράφουν έκτοτε ζωοτροφή και ότι είναι βλαβερή στην υγεία. Αυτό το πρόβαλαν έντονα τα ΜΜΕ και σε 4 χρόνια εξαφανίσθηκε η Ζειά.

Εκείνη την εποχή έγινε και η περίφημη εισαγωγή αλεύρων σίτου. Τότε ήταν που ξέσπασε το μέγα σκάνδαλο για την εποχή και γνωστό σαν "Σκάνδαλο των αλεύρων".

Μέσα σε 4 χρόνια οι Έλληνες είχαν ξεχάσει την Ζειά τελείως. Αυτό θα πει τέλειο έγκλημα.

Δεν θα βρείτε την λέξη σε λεξικό πού συντάχθηκε μετά το 1930.

Η πόλη των Αθηνών ονομαζόταν και Ζείδωρος, γιατί στο έδαφός της καλλιεργούσαν εκτός από την ελιά και το δημητριακό ζειά. Την Ζειά φορτοεκφόρτωναν από ένα λιμάνι του Πειραιά και από αυτή έλαβε το όνομα Ζέα, και μέχρι σήμερα το λιμάνι ονομάζεται Ζέα.

Η Ζειά καλλιεργείται σήμερα στην Γερμανία, στην Ιταλία και στον Καναδά. Οι Έλληνες εισάγουμε σήμερα αλεύρι Ζειάς από την Γερμανία, δυστυχώς και με λίγη γλουτένη(που το βρήκαν οι Γερμανοί;)

Παρόλο που πια είναι ξένο προϊόν, κάνω μια εξαίρεση και προτείνω τα τρόφιμα(κυρίως ζυμαρικά) και το αλεύρι από Ζειά.

Να ξέρετε ότι υπάρχει ακόμα μικρή ελληνική παραγωγή. Τα προτείνω γιατί δεν θέλω να χάσετε την νοστιμιά τους.

Ζυμαρικά(Κ-Β)

Τα ζυμαρικά δεν είναι καθόλου πλούσια σε βιταμίνες. Αντίθετα, είναι πολύ πλούσια σε υδατάνθρακες. Μην ξεχνάτε ότι είναι επεξεργασμένοι υδατάνθρακες, ειδικά τα άσπρα.

Ζυμαρικά ολικής αλέσεως

Διαφέρουν ελάχιστα σε γεύση σε σχέση με τα άσπρα ζυμαρικά αλλά είναι πλουσιότερα σε θρεπτικά συστατικά. Οι φυτικές ίνες που περιέχουν μας χορταίνουν και τα κάνουν να μην «καίγονται»

Μυστική Διατροφή

εύκολα.

Όταν τα τρώτε να τα συνοδεύετε μόνο με φρέσκια σάλτσα ντομάτας, φροντίζοντας να μην γίνουν εύκολη συνήθεια.

Συμβουλή: Να μην υπερβάλλετε με την ποσότητα των ζυμαρικών. Προτιμήστε ελληνικά ζυμαρικά και βέβαια μη ξεχνάτε τα ζυμαρικά από το δημητριακό Ζέα (έστω και εισαγόμενα) που δεν περιέχουν πολύ γλουτένη.

Πλιγούρι(Κ-Β)

Το πλιγούρι επειδή είναι προϊόν του ολόκληρου σταριού για αυτό είναι πολύ δυναμωτικό και ωφέλιμο.

Πλιγούρι, πουργκούρι, μπλουγούρι, χόντρος ή πιο απλά αλεσμένο σιτάρι.

Μπορεί η ονομασία του να διαφέρει ανάλογα με την περιοχή που βρισκόμαστε, όμως η διατροφική του αξία μένει ίδια και είναι υψηλή.

Το περίεργο ωστόσο είναι ότι, αν και μας παρέχει πληθώρα θρεπτικών συστατικών, το χρησιμοποιούμε όλο και πιο σπάνια στην κουζίνα μας.

Τα επεξεργασμένα τρόφιμα, όπως το ψωμί, τα διάφορα αρτοσκευάσματα, το ρύζι και τα μακαρόνια, έχουν πάρει τις τελευταίες δεκαετίες τη θέση τους στο τραπέζι μας.

Παλιότερα το χρησιμοποιούσαν για να φτιάξουν πιλάφι και ντολμάδες, σήμερα όμως μόνο μερικές παραδοσιακές συνταγές μάς θυμίζουν ότι υπάρχει.

Το πλιγούρι είναι πλούσιο σε φυτικές ίνες και σύνθετους υδατάνθρακες.

Μπορείτε να αντικαταστήσετε με αυτό το αποφλοιωμένο ρύζι και τα άσπρα μακαρόνια.

Σε σχέση με άλλα δημητριακά, ανεβάζει τη γλυκόζη του αίματος πολύ πιο ήπια. Επιπλέον, θεωρείται ότι έχει υψηλό δείκτη κορεσμού ή με άλλα λόγια σας χορταίνει περισσότερο σε σύγκριση με άλλες πηγές υδατανθράκων.

Περιέχει πολύ περισσότερες φυτικές ίνες από το άσπρο ρύζι και τα άσπρα μακαρόνια και σημαντικές ποσότητες βιταμινών του συμπλέγματος Β, περιέχει βιταμίνη Ε, τριπλάσιο κάλιο και τετραπλάσιο φώσφορο, σε σχέση με τα άσπρα μακαρόνια και το άσπρο ρύζι.

Περιέχει σημαντικές ποσότητες μεταλλικών στοιχείων, όπως ο σίδηρος, το μαγνήσιο και ο ψευδάργυρος, αλλά και ιχνοστοιχεία, όπως το σελήνιο, που έχει ισχυρή αντιοξειδωτική δράση.

Αποθηκεύστε το σε γυάλινο δοχείο που κλείνει αεροστεγώς και όχι σε πλαστικό. Μπορείτε να το χρησιμοποιείτε ωμό, αφού το μουσκέψετε ή μαγειρεμένο.

Πίττα(παραδοσιακή) (Κ-Β)

Στην εποχή μας η πίττα αποτελεί ένα είδος τροφίμου, το οποίο κατέχει εξέχουσα θέση στην Ελληνική κουζίνα συμβάλλοντας σημαντικά στην διατροφή του Ελληνικού πληθυσμού.

Η ποικιλία της είναι τεράστια. Με φύλλα από σταρένιο αλεύρι ανοιγμένα με τον μπλάστρη. Η γέμιση της ποικίλλει και μπορεί να παρασκευαστεί με την ανάμιξη διαφόρων υλικών (είτε αυτά είναι λαχανικά, είτε κρέατα, είτε φρούτα κτλ.) ανάλογα με τις εκάστοτε επιθυμίες και προτιμήσεις μας.

Συνηθισμένες πίττες στην διατροφή των Ελλήνων αποτελούν:

Η σπανακόπιττα, η πρασόπιττα, η τυρόπιττα, η χορτόπιττα, η κοτόπιττα, η κολοκυθόπιττα, η κρεατόπιττα, η μηλόπιττα, η γαλατόπιττα, η μακαρονόπιττα.

Η σπανακόπιττα και η πρασόπιττα αποτελούν την πιο κοινή και αγαπημένη πίττα των Ελλήνων, η οποία συχνά αποτελεί και το κύριο φαγητό της οικογένειας.

Η παρασκευή της ίσως είναι λίγο χρονοβόρα αλλά η νοστιμιά της

Μυστική Διατροφή

και η θρεπτική της αξία είναι τόσο μεγάλη που χαλάλι τον κόπο.

Δύο με τρία κομμάτια αποτελούν ένα μικρό πλήρες γεύμα.

Ένα μικρό κομμάτι από την πίττα μπορεί να χρησιμοποιηθεί σαν πρωινό αλλά και δύο μικρά κομμάτια σαν ελαφρύ βραδινό.

Συμβουλή: Μην αγοράζετε κομμάτια οποιασδήποτε πίττας εκτός σπιτιού, γιατί περιέχουν κακής ποιότητας υλικά(λάδια, ζύμη με υδρογονωμένα λίπη και γέμιση απροσδιορίστου ποιότητας).

Φυσικά μην ξεχνάτε ότι η ζύμη για το φύλλο της πίττας είναι επεξεργασμένος υδατάνθρακας που αναστατώνει την γλυκόζη του αίματος.

Για αυτό και η πίττα δεν πρέπει να γίνει κακή συνήθεια, ακόμη κι αν είναι σπιτική.

Ψωμί(Κ-Β)

Το ψωμί περιέχει υδατάνθρακες, πρωτεΐνες, ανόργανα συστατικά, βιταμίνες και νερό.

Το ψωμί από σιτάρι είναι πλούσιο σε:

Γλουτένη (πρωτεΐνη), η οποία θυμάστε τι κάνει. Άμυλο, κυτταρίνη, φυτικές ίνες, βιταμίνη Ε, βιταμίνες του συμπλέγματος Β.

Ψωμί λευκό ή ολικής αλέσεως; Ποιο να προτιμήσουμε;

Λευκό ψωμί

Επειδή είναι επεξεργασμένος υδατάνθρακας «καίγεται» εύκολα και αναστατώνει την ινσουλίνη μας.

Ψωμί ολικής αλέσεως

Περιέχει έως και τέσσερις φορές μεγαλύτερη ποσότητα φυτικών ινών και αναστατώνει πιο ήπια την ινσουλίνη από το λευκό ψωμί.

Δηλαδή είναι λιγότερο επεξεργασμένος υδατάνθρακας.

Από τα παραπάνω βλέπουμε ότι το ολικής αλέσεως ψωμί υπερτερεί του λευκού.

Όμως και τα δυο μπορούν, όταν γίνουν καθημερινή συνήθεια και δεδομένου ότι τα ψωμιά εμπορίου, περιέχουν διάφορα πρόσθετα και άλλα συντηρητικά, να σας παχύνουν.

Το ψωμί στην Ελλάδα είναι παραδοσιακά, ένα από τα βασικότερα είδη διατροφής, όμως πάντα σαν συνοδευτικό φαγητού. Η παρασκευή του ψωμιού κάποτε ήταν μια χρονοβόρα διαδικασία.

Τώρα γίνεται μεγάλη παραγωγή ψωμιού με διάφορα πρόσθετα(μαγιά, αλάτι, ζάχαρη, μελάσα και αλεύρι αγνώστου προελεύσεως).

Για να φτιάξετε μόνοι σας ψωμί προτιμήστε αλεύρι ολικής αλέσεως ή αν θέλετε από Ζέα.

Συμβουλή: Τρώτε λοιπόν ψωμί, αλλά δεν το χρειάζεστε. Να συνοδεύετε κάποια φαγητά που του πηγαίνουν, όπως είναι τα λαδερά ή να το τρώτε μόνο του, πάντα με μέτρο.

Ρύζι(Κ-Β)

Το ρύζι είναι κυρίως υδατάνθρακας και μάλιστα είναι επεξεργασμένος, λιγότερο ή περισσότερο και για αυτό έχει επίδραση στο ανεβοκατέβασμα της γλυκόζης σας και στην μεγαλύτερη παραγωγή ινσουλίνης που τελικά σας παχαίνει.

Προσοχή λοιπόν. Χρησιμοποιήστε το σε συγκεκριμένες συνταγές, όπως οι λαχανοντολμάδες, τα γεμιστά, το σπανακόρυζο. Αυτό βοηθάει γιατί αυτά τα φαγητά δεν είναι καθημερινά.

Για λιγότερες συνέπειες χρησιμοποιήστε καστανό ρύζι που είναι λιγότερο επεξεργασμένο, περιέχει περισσότερες φυτικές ίνες και για αυτό «καίγεται» πιο δύσκολα, με αποτέλεσμα λιγότερη αναστάτωση στον οργανισμό μας.

Μυστική Διατροφή

Έβδομη κατηγορία
Βότανα και Μπαχαρικά

Άνηθος(Κ-Β, Λ-Π-Κ, Υ-Π)

Άνιθον το βαρύοσμον. Το χρησιμοποιούσαν οι Αρχαίοι Έλληνες πριν 4000 χρόνια.
Περιέχει Κάλιο, Βιταμίνη C και Μαγνήσιο.
Τον βρίσκουμε στα μανάβικα και στις λαϊκές αγορές.
Βοηθά στις στομαχικές διαταραχές, καταπολεμά την δυσπεψία, βοηθά στην αϋπνία και την κολίτιδα. Δίνει νοστιμιά στα φαγητά μας και φυσικό άρωμα στις σαλάτες μας.

Βασιλικός(Κ-Β, Λ-Π-Κ, Υ-Π)

Το όνομά του προέρχεται από την Ελληνική λέξη βασιλιάς. Χρησιμοποιείται στην μαγειρική για να αρωματίζει τις σάλτσες μας.
Προτιμήστε τον φρέσκο βασιλικό από την γλάστρα του σπιτιού σας.

Δάφνη(Κ-Β, Λ-Π-Κ, Υ-Π)

Με δάφνινα στεφάνια αντάμειβαν τους Ολυμπιονίκες στην Αρχαία Ελλάδα.
Τα φύλλα της νοστιμίζουν σάλτσες, ψαρικά, κρέατα και όσπρια.
Συμβουλή: Να τη μαζεύετε μόνοι μας και να την αποξηραίνετε.
Διατηρείτε σε δροσερό μέρος σε πάνινο σακουλάκι ή γυάλινο βαζάκι. Μην την αφήνετε πολλή ώρα μέσα στο φαγητό για να μην το πικρίσει.

Σιάσιος Εμμανουήλ

Δενδρολίβανο(Κ-Β, Λ-Π-Κ, Υ-Π)

Το δεντρολίβανο θεωρείται τονωτικό και βοηθητικό της σεξουαλικής λειτουργίας. Βοηθά στη μείωση της χοληστερίνης και αναζωογονεί τον κουρασμένο οργανισμό.
Στην μαγειρική είναι εξαιρετικό αρωματικό για αρνάκι αλλά και για ψητά και τηγανητά ψάρια.
Συμβουλή: Μπορείτε να έχετε φρέσκο δενδρολίβανο όλο το χρόνο, έχοντας μια γλάστρα στο μπαλκόνι σας ή στην αυλή σας.

Δυόσμος(Κ-Β, Λ-Π-Κ, Υ-Π)

Στον δυόσμο αποδίδονται πολλές ευεργετικές ιδιότητες, όπως η καταπολέμηση των πόνων του στομάχου, της ναυτίας, του λόξυγκα.
Επίσης βοηθάει σε αϋπνίες, τρεμούλες ημικρανίες, ταχυπαλμίες και στην πέψη.
Στη μαγειρική χρησιμοποιείται αρκετά ως μυρωδικό σε κεφτέδες, μπιφτέκια, σάλτσες κλπ.
Συμβουλή: Αν έχετε κήπο, φυτέψτε σε μια γωνία, δυόσμο. Αν έχετε μπαλκόνι φυτέψτε τον σε μια γλάστρα.

Κάρδαμο(Κ-Β, Λ-Π-Κ, Υ-Π)

Άφθονο στη χώρα μας, το κάρδαμο είναι πηγή ιωδίου και ευνοεί τη λειτουργία του θυρεοειδή αδένα.
Επίσης καθαρίζει και δυναμώνει το αίμα. Τρώγεται μόνο φρέσκο. Μπαίνει στις σαλάτες και στα φαγητά μας ως μυρωδικό.

Κανέλλα(Κ-Β, Λ-Π-Κ, Υ-Π)

Η κανέλα είναι αντισηπτική και βοηθάει την πέψη. Επίσης

Μυστική Διατροφή

θεωρείται φάρμακο και για την σεξουαλική ανικανότητα. Ακόμη, η κανέλα καταπραϋνει το μεθύσι. Νοστιμίζει τα φαγητά μας.

Κόλιανδρος(Κ-Β, Λ-Π-Κ, Υ-Π)

Ο φρέσκος κόλιανδρος μοιάζει πολύ με τον μαϊντανό και έχει έντονη γεύση.

Χρησιμοποιείται σε φαγητά και σαλάτες ως μυρωδικό. Στις μέρες μας είναι σχεδόν άγνωστος σε πολλούς.

Ήταν ένα από τα βασικά μπαχαρικά και μυρωδικά στην αρχαία Ελλάδα.

Αφροδισιακός, αποτοξινωτικός, αντισηπτικός, αναζωογονητικός, βοηθάει για την καταπολέμηση του στρες και της ημικρανίας, των μυϊκών πόνων και του κρυολογήματος.

Μάραθος(Κ-Β, Λ-Π-Κ, Υ-Π)

Πιθανότατα ο μάραθος έδωσε και το όνομά του στο Μαραθώνα. Όπως όλα τα βότανα έτσι και ο μάραθος έχει τις ρίζες του στα βάθη της αρχαιότητας όπου το χρησιμοποιούσαν και σαν θεραπευτικό. Επίσης το θεωρούσαν σύμβολο της επιτυχίας.

Περιέχει βιταμίνη Α και όλες τις βιταμίνες της οικογένειας.

Αργότερα εκτιμήθηκε περισσότερο σαν αρωματικό για κρέατα και ψάρια.

Επειδή στους σπόρους του περιέχει αιθέριο έλαιο, καταπολεμά την κακοσμία του στόματος και θεωρείται ότι η χρήση του σε φαγητά αυξάνει την ερωτική επιθυμία.

Εκτός από μυρωδικό, με το μάραθο μπορείτε να φτιάξετε και μαραθόπιττα.

Σιάσιος Εμμανουήλ

Μαϊντανός(Κ-Β, Λ-Π-Κ, Υ-Π)

Από τα πιο αγαπημένα της κουζίνας μας αρωματικά φυτά που ήταν γνωστό από την αρχαιότητα.

Τον χρησιμοποιούσαν σαν καρύκευμα και σαν φάρμακο.

Ισχυρό διουρητικό, πολύτιμο σε περιπτώσεις κατακράτησης υγρών, πρηξίματος ποδιών και χεριών. Φυτό, εξαιρετικό ως τονωτικό και αντιφλεγμονώδες. Ο μαϊντανός κάνει καλό στο κυκλοφορικό, στη δυσπεψία, στις δερματοπάθειες και στους πόνους της περιόδου.

Ρίγανη(Κ-Β, Λ-Π-Κ, Υ-Π)

Η ρίγανη διευκολύνει την πέψη και καταπολεμά την δυσκοιλιότητα. Η ρίγανη ρίχνει την χοληστερόλη. Καλό δυναμωτικό και φίλος για τους πνεύμονες βοηθά στις χρόνιες βρογχίτιδες.

Έχει διεγερτικές ιδιότητες και βοηθά άτομα που υποφέρουν από κόπωση. Εξαιρετικό μυρωδικό χρησιμοποιείται σε πολλές σάλτσες και σαλάτες, ιδίως στη χωριάτικη.

Αρωματίζει ευχάριστα κρέατα, ψάρια, τηγανητές πατάτες, φέτα. Προτιμάτε την φρέσκια ρίγανη.

Θυμάρι(Κ-Β, Λ-Π-Κ, Υ-Π)

Το θυμάρι φυτρώνει, σε άγονα μέρη σε όλη την Ελλάδα και ανθίζει Ιούνιο με Ιούλιο. Είναι το φυτό από το οποίο οι μέλισσες κάνουν το πιο ονομαστό μέλι.

Η χρήση του είναι γνωστή από την αρχαιότητα. Οι αρχαίοι Αιγύπτιοι το χρησιμοποιούσαν σαν βαλσαμωτικό και αρωματικό. Οι αρχαίοι Έλληνες σαν απολυμαντικό για διάφορες ασθένειες.

Οι Ρωμαίοι στρατιώτες συνήθιζαν να κάνουν μπάνιο σε νερό

αρωματισμένο με θυμάρι, για να αποκτήσουν σφρίγος και ενεργητικότητα.

Χρησιμοποιείται στη μαγειρική για μαρινάρισμα και ως αρωματικό στις ελιές. Επίσης χρησιμοποιείται και ως αφέψημα.

Φασκόμηλο(Κ-Β, Λ-Π-Κ, Υ-Π)

Το φασκόμηλο είναι εξαιρετικό αφέψημα και τονωτικό.

Στην μαγειρική χρησιμοποιείται σαν συνοδευτικό σε λευκά κρέατα και σε λαχανικά.

Πιπέρι(Κ-Β, Λ-Π-Κ, Υ-Π)

Το πιπέρι είναι ένα πολύ διαδεδομένο μπαχαρικό. Χρησιμοποιείται σε πάρα πολλά φαγητά και κυρίως κρέατα και τα κάνει πικάντικα έως και πολύ καυτερά.

Η παράλογη χρήση του, δημιουργεί καούρες και αναστατώνει το στομάχι. Εάν σας αρέσει να το χρησιμοποιείται με μέτρο. Υπάρχουν πολλές ποικιλίες πιπεριού.

Προτιμήστε να έχετε σπίτι σας, ελληνικό πιπέρι.

Αλάτι(Κ-Β, Λ-Π-Κ, Υ-Π)

Πρέπει να ξέρουμε ότι σχεδόν όλα τα τρόφιμα από μόνα τους, περιέχουν αλάτι. Προσθέτοντας αλάτι αυξάνουμε πάρα πολύ την ποσότητα άλατος που παίρνουμε από τη διατροφή μας.

Οι καθημερινές ανάγκες του ανθρώπινου οργανισμού σε αλάτι δεν ξεπερνούν το ένα κουταλάκι του γλυκού.

Το πολύ αλάτι ανεβάζει την αρτηριακή πίεση.

Κάθε γραμμάριο αλατιού δεσμεύει περίπου 70 γρ. νερού στους ιστούς του σώματος. Επομένως, η υπερβολική κατανάλωση μπορεί να δημιουργήσει κατακράτηση υγρών, με συνέπεια το γνωστό φούσκωμα.

Επίσης, η παρουσία μη ισορροπημένης ποσότητας, αλατιού και νερού στους ιστούς, προκαλεί επιβράδυνση της κυκλοφορίας του αίματος.

Προτιμήστε θαλασσινό αλάτι ελληνικό. Είναι πιο ακριβό, αλλά πιο γευστικό, χωρίς επεξεργασία και τελικά, επειδή σε καλύπτει μικρή ποσότητα, είναι και οικονομικό.

Υπάρχουν πάρα πολλά βότανα και ακόμη πιο πολλά μπαχαρικά. Ότι βγαίνει από την γη και σας αρέσει να το πιείτε, ή να αρωματίσετε τα φαγητά σας, είναι ευπρόσδεκτο. Μην χρησιμοποιείτε αποξηραμένα του εμπορίου γιατί είναι πολυκαιρισμένα, έχουν χάσει τις ιδιότητες τους και πολλά περιέχουν χημικά πρόσθετα, ακόμη και ζάχαρη.

Μυστική Διατροφή

Δύο αναγκαστικές εξαιρέσεις από το τροφολόγιο: Μέλι και σοκολάτα

Μέλι(Κ-Β)

Η αξία του έχει εκτιμηθεί από τα πανάρχαια χρόνια. Αποτελούσε βασικό συστατικό της διατροφής των αρχαίων πληθυσμών και χρησιμοποιούνταν τόσο για την διατροφή τους όσο σαν συστατικό σε φάρμακα.

Το νέκταρ αποτελούσε την τροφή των αθάνατων Ολύμπιων θεών. Με μέλι ανατράφηκε ο Δίας από τη νύμφη μέλισσα.

Ο Ιπποκράτης συνιστούσε το μέλι για τη θεραπεία πολλών ασθενειών, το ίδιο έκανε ο Αριστοτέλης. Το μέλι είναι ένα φυσικό βιολογικό προϊόν. Περιέχει τουλάχιστον 180 διαφορετικές ουσίες.

Έχει αντισηπτικές ιδιότητες, είναι τονωτικό, αυξάνει τον ρυθμό λειτουργίας της καρδιάς, μειώνει προβλήματα έλκους στο στομάχι και γενικά συμβάλλει στην καλή λειτουργία του ανθρώπινου οργανισμού.

Το χρώμα του είναι ένα χαρακτηριστικό της προέλευσης του μελιού.

Τα σκοτεινόχρωμα μέλια είναι πλούσια σε ιχνοστοιχεία (κάλιο, μαγνήσιο, φώσφορο, σίδηρο, νάτριο κ.λπ.) και συνεπώς έχουν υψηλή θρεπτική αξία.

Τα ανοιχτόχρωμα έχουν ωραίο άρωμα και γεύση.

Η γεύση των ελληνικών μελιών είναι ανώτερη εκείνης των εισαγομένων.

Η τεχνολογία μελιού στην Ελλάδα δεν είναι ιδιαίτερα προχωρημένη, με αποτέλεσμα το ελληνικό μέλι να δέχεται την ελάχιστη τυποποίηση και επεξεργασία.

Η γυάλινη συσκευασία είναι καλή, γιατί το γυαλί είναι ουδέτερο υλικό και δεν αντιδρά με το μέλι ώστε να αλλοιώσει την ποιότητα

Σιάσιος Εμμανουήλ

του. Παράλληλα ο καταναλωτής βλέπει τι αγοράζει.

Η τενεκεδένια συσκευασία βοηθά περισσότερο στη διατήρηση της βιολογικής αξίας του μελιού. Τα πλαστικά βάζα είναι ακατάλληλα, πρέπει να αποφεύγονται.

Απέφυγα επιμελώς να βάλλω μέσα στο τροφολόγιο μια άκρως χρήσιμη, γευστική, φυσική, Ελληνική τροφή. Αυτό το έκανα επίτηδες γιατί πιστεύω ότι είναι μια τροφή δίκοπο μαχαίρι.

Εάν την διαχειριστείτε με σύνεση μπορεί να σας ωφελήσει.

Αν όμως δεν την χειριστείτε σωστά, τότε σίγουρα θα πάρει την θέση της ζάχαρης και θα μπείτε πάλι στο γνωστό φαύλο κύκλο του εθισμού και της συσσώρευσης λίπους.

Όσοι λοιπόν από εσάς έχετε περιττά κιλά, μην το διακινδυνεύσετε. Άλλωστε το ελληνικό μέλι πάντα θα είναι καταπληκτικό.

Όταν ακολουθώντας όλα όσα μάθατε σε αυτό το βιβλίο, φτάσετε να ελέγχετε την τροφή σας και το βάρος σας, το μέλι θα έρθει να σας χτυπήσει την πόρτα.

Και επειδή θα ξέρετε να το χειριστείτε, θα σας κάνει μόνο καλό. Μέχρι τότε δεν το χρειάζεστε, γιατί μόνο κακό μπορεί να σας κάνει.

Η Σοκολάτα(Κ-Β)

Η σοκολάτα είναι κάτι το διαφορετικό από το μέλι. Είναι ένας επεξεργασμένος υδατάνθρακας.

Περιέχει ζάχαρη, κακάο, γάλα και πολλά άλλα χημικά συστατικά.

Αυτά όλα μπορούν να σε παχύνουν. Θα μου πείτε, τότε γιατί μας μιλάς για την σοκολάτα;

Στην ζωή μου, δεν έχω γνωρίσει κανέναν που να μην έχει δοκιμάσει, έστω και μια φορά σοκολάτα. Και φυσικά δεν ξέρω και πολλούς, που φαντάζονται την ζωή τους, χωρίς σοκολάτα.

Καταλαβαίνω απόλυτα την ανθρώπινη αδυναμία.

Μυστική Διατροφή

Όμως κι εσείς, θα πρέπει να καταλάβετε, ότι τώρα που κάνετε μια καινούρια αρχή, με αυτή την διατροφή και θέλετε το σώμα σας όμορφο και χωρίς περιττό βάρος, δεν μπορείτε να έχετε «σύμμαχο» την σοκολάτα. Η σοκολάτα είναι από τις πιο εθιστικές ουσίες στον κόσμο.

Εκατομμύρια άνθρωποι, δεν περνάει ούτε μια μέρα που να μην φάνε το αγαπημένο τους γλύκισμα.

Εμείς σαν χώρα και πριν πολλά χρόνια φτιάχναμε και τώρα φτιάχνουμε σοκολάτα. Δεν υπήρχε όμως εθισμός και φυσικά δεν είχε επιπτώσεις στην διατροφή μας και το βάρος μας.

Τα τελευταία χρόνια με την εισαγωγή, τόνων ξένης σοκολάτας και τελευταία με την εισαγωγή ακόμη και εταιρειών παρασκευής σοκολάτας, γίναμε σοκολατομανείς.

Όλοι εσείς που θα ακολουθήσετε αυτή την διατροφή, δεν μπορείτε να τρώτε επεξεργασμένους υδατάνθρακες όπως η σοκολάτα, γιατί περιέχει ζάχαρη και πολλά χημικά πρόσθετα.

Αν συνεχίσετε να το κάνετε αυτό, όπως μέχρι τώρα, καμμιά διατροφή δεν μπορεί να σας βοηθήσει με το περιττό σας βάρος. Η επιλογή είναι δική σας.

Όταν φτάσετε να έχετε κανονικό βάρος και να το ελέγχετε και κρίνετε ότι θέλετε να φάτε μια σοκολάτα, διαλέξτε μία με παραπάνω από 70% κακάο και με όσο λιγότερα συστατικά και φάτε τη ολόκληρη και όχι κοντά σε γεύμα.

Φυσικά μην καταστρέψετε την διατροφή όλης της ημέρας, επειδή φάγατε σοκολάτα, αλλά συνεχίστε κανονικά την διατροφή σας.

Ελπίζω πως αυτή, η επιλογή σας, θα είναι σπάνια, έως και επετειακή. Δεν αξίζει τίποτα παραπάνω από την υγεία του σώματός σας και το φυσιολογικό σας βάρος. Στις σπάνιες αυτές επιλογές σας να επιλέγετε Ελληνική σοκολάτα με πραγματικό κακάο πάνω από 70%.

Μην αγοράζετε ποτέ φτηνές σοκολάτες και μάλιστα γάλακτος,

γιατί το πρώτο συστατικό τους, είναι η ζάχαρη. Το ίδιο ισχύει και για το ρόφημα σοκολάτα.

Επίλογος

Πολλοί άνθρωποι έχουν ωφεληθεί, υιοθετώντας τις πληροφορίες αυτού του βιβλίου.

Συμφωνώ ότι όλες αυτές οι πληροφορίες είναι αντίθετες με την άποψη για διατροφή που υπάρχει στην κοινωνίας μας.

Αν είστε υγιείς δεν έχετε να φοβηθείτε τίποτα, τρώγοντας, φυσικά, ζωικά και φυτικά τρόφιμα.

Μέχρι τώρα οι επεξεργασμένες τροφές, δεν μας βοήθησαν με το βάρος μας και την υγεία μας.

Αντίθετα μας έκαναν υπέρβαρους, παχύσαρκους και φιλάσθενους. Και σε όσους δεν πρόσθεσαν βάρος, τους κληρονόμησαν ανυπόφορες λιγούρες.

Μαζί μπορεί να μην ξαναμιλήσουμε ποτέ, όμως αν απαλλαγείτε οριστικά από όλα αυτά, σίγουρα θα ευγνωμονείτε αυτό το βιβλίο που σας άλλαξε την ζωή.

Σας εύχομαι να είστε πάντοτε λεπτοί, υγιείς και όμορφοι.

Λίγα λόγια για τον Συγγραφέα

Γεννήθηκε στην πιο όμορφη χώρα του κόσμου την Ελλάδα. Έχει γνώσεις πληροφορικής και Δημόσιας Διοίκησης. Πάντα έβρισκε καταφύγιο στην συγγραφή. Υπηρέτησε επί μακρόν το ερασιτεχνικό θέατρο, άλλοτε με τα κείμενά του και άλλοτε ερμηνεύοντας κάποιους από τους ήρωές του. " Η Μυστική Διατροφή" είναι το πρώτο του βιβλίο.

Επικοινωνία: e-mail: mansias2003@yaho

www.ingramcontent.com/pod-product-compliance
Lightning Source LLC
Chambersburg PA
CBHW072233290326
41934CB00008BA/1270